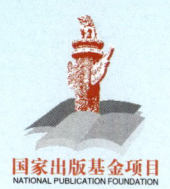

"十三五"国家重点图书出版规划项目

总主编 付小兵

创面治疗新技术的研发与转化应用系列丛书

第7册

组织工程在创面治疗中的应用

ZHUZHI GONGCHENG ZAI CHUANGMIAN ZHILIAO ZHONG DE YINGYONG

本册主编 韩春茂 姜笃银 付小兵

郑州大学出版社

郑州

图书在版编目(CIP)数据

组织工程在创面治疗中的应用/韩春茂,姜笃银,付小兵主编.—郑州:郑州大学出版社,2019.9
(创面治疗新技术的研发与转化应用系列丛书/付小兵总主编;第7册)
ISBN 978-7-5645-6584-8

Ⅰ.①组… Ⅱ.①韩…②姜…③付… Ⅲ.①人体组织学-应用-创伤外科学 Ⅳ.①R64

中国版本图书馆 CIP 数据核字(2019)第 154282 号

郑州大学出版社出版发行
郑州市大学路 40 号　　　　　　邮政编码:450052
出版人:张功员　　　　　　　　发行电话:0371-66966070
全国新华书店经销
河南瑞之光印刷股份有限公司印制
开本:880 mm×1 230 mm　1/32
印张:4.875
字数:141 千字
版次:2019 年 9 月第 1 版　　　　印次:2019 年 9 月第 1 次印刷

书号:ISBN 978-7-5645-6584-8　　定价:70.00 元
本书如有印装质量问题,由本社负责调换

总主编简介
(本册主编)

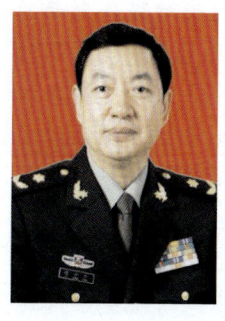

付小兵，中国工程院院士，教授、创伤外科研究员、博士研究生导师。现任中国人民解放军总医院生命科学院院长，基础医学研究所所长，全军创伤修复与组织再生重点实验室主任，北京市皮肤损伤修复与组织再生重点实验室主任等职务。任南开大学教授，北京大学、中国医科大学等国内10余所著名大学客座教授。

学术任职：担任国际创伤愈合联盟(WUWHS)执行委员、亚洲创伤愈合学会(AWHA)主席、国务院学位委员会学科评议组成员、国家自然科学基金评委和咨询委员、国家技术发明奖和国家科技进步奖评委、国家高技术发展项目("863"项目)主题专家、中国工程院医药卫生学部副主任、中国生物材料学会理事长、中华医学会理事、中华医学会组织修复与再生分会主任委员、中华医学会创伤学分会主任委员、前任主任委员和名誉主任委员、全军医学科学技术委员会常委、全军战创伤专业委员会主任委员，国际《创伤修复与再生杂志》(WRR)、《国际创伤杂志》(IWJ)、《国际下肢损伤杂志》(IJLEW)、国际《创伤治疗进展》(AWC)、《再生医学研究》(RMR)、《中国科学：生命科学》及《中华创伤杂志》(中、英文版)编委，《解放军医学杂志》总主编、《军事医学研究》(MMR)主编等学术职务。1995年国家杰出青年基金获得者，2009年当选为中国工程院院士，2018年当选为法国医学院外籍院士。

研究贡献：长期从事创(战、烧)伤及其损伤后的组织修复与再生研究工作，主要包括战创伤医学、组织修复和再生医学以及生物治疗学三大领域。重点涉及火器伤与创伤弹道学、生长因子生物学、干细胞诱导分化与组织再生、严重创伤致重要内脏缺血性损伤的主动修复以及体表难愈合创面发生机制与防控等。20世纪80年代中期曾4次赴云南老山前线参加战伤调查和救治,经受了战争的考验并获得宝贵的战伤救治经验。1991年出版了国际上第一部《生长因子与创伤修复》的学术专著,1998年在国际著名医学杂志《柳叶刀》(Lancet)首先报道了成纤维细胞生长因子对烧伤创面的多中心治疗结果,推动了我国基因工程生长因子类国家一类新药的研发与临床应用,被英国广播公司(BBC)以"把牛的激素变成了治疗烧伤药物"进行高度评价。2001年再次在《柳叶刀》(Lancet)上报道了表皮细胞通过去分化途径转变为表皮干细胞的重要生物学现象,为组织修复和再生提供了原创性的理论根据,被国际同行以"相关研究对细胞去分化给予了精彩的总结"和"是组织修复与再生的第4种机制"等进行充分肯定。2007年与盛志勇院士一起带领团队在国际上首先利用自体干细胞再生汗腺获得成功,为解决严重创(烧)伤患者后期的出汗难题提供了基础,被国际同行评价为"里程碑式的研究"。2008年发现并在国际上首先报道了中国人体表慢性难愈合创面流行病学变化的新特征,推动了中国慢性难愈合创面创新防控体系的建立并取得显著效果,被国际同行以"向东方看"进行高度评价,该成果获2015年度国家科技进步奖一等奖。

作为首席科学家获国家重点基础研究发展计划项目("973"项目)、国家重点研发计划项目、国家自然科学基金创新群体项目(连续三期)、国家杰出青年科学基金(1995年度)、全军"十二五"和"十三五"战创伤重大项目等28项资助。主编《中华战创伤学》《中华创伤医学》《再生医学:原理与实践》《现代创伤修复学》、英文版 Advanced Trauma and Surgery 和 Cellular Dedifferentiation and Regenerative Medicine 等专著26部,参编专著30余部,在《柳叶刀》(Lancet)和其他国内外杂志发表论文600余篇。特别是2012年应《科学》(Science)杂志社邀请,组织中国科学家在该杂志出版了一期有关《中国的再生医学》(Regenerative Medicine in China)的增刊,显著提升了我国再生医学在国际上的影响。获国家和军队二等奖以上成果23项,其中以第一完成人获国家科技进步奖一等奖1项、二等奖

3项和省部级一等奖3项。培养博士研究生、博士后研究人员等70余人。

个人荣誉: 1993年获"国务院政府特殊津贴",被评为"首届全国百名优秀中青年医学科技之星"。1995年和2004年分别获"总后十大杰出青年"和"科技金星"等荣誉称号。2002年和2004年分别获"求是杰出青年奖"和中国工程院"光华青年奖"。2008年获"中国人民解放军杰出专业技术人才奖"。2009年获"何梁何利基金科学与技术进步奖"。2008年被国际创伤愈合联盟授予"国际创伤修复研究终身成就奖"(Lifetime Achievement Award),为获此殊荣的唯一华人学者。2011年获中欧创伤修复联盟"终身成就奖"。2012年当选为"科学中国人2012年年度人物",并被评为"全军优秀共产党员"。2013年获"中华创伤医学终身成就奖"和"中华烧伤医学终身成就奖"。2014年被评为"全军优秀教师",2016年被评为全国优秀科技工作者。2012年和2018年分别被中共中央宣传部和中央军委政治工作部作为科技创新重大典型在全国宣传。荣立个人一等功1次、二等功3次和三等功1次。

主编简介

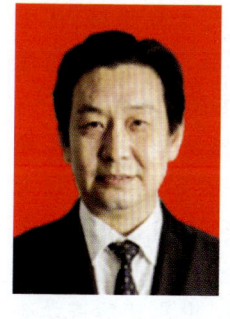

韩春茂，教授，主任医师，博士研究生导师，毕业于日本金泽医科大学。现任浙江大学临床医学二系教授、浙江大学医学院附属第二医院主任医师。

学术任职：中华医学会烧伤外科分会副主委(第八届)，中华医学会肠外肠内营养学分会常委，中国医师协会创伤外科医师分会副会长，中国医师协会烧伤外科医师分会常委，浙江省医学会烧伤外科分会候任主任委员，浙江省医学会肠外肠内营养分会首任主任委员等。

专业特长：主要研究方向为皮肤组织工程和创面愈合，营养代谢。带领科研团队长期从事组织工程皮肤基础和产业化研究，并和美国、德国合作开展学术交流和课题研究。

学术成就：目前在组织工程皮肤方面已经取得重大突破。正在推进产品化和临床转化研究。2016年获得国家重点研发计划项目资助(牵头单位)。组织起草我国创面诊疗指南、营养支持指南和生长因子促进创面愈合指南等。在国内率先开展了创面治疗中心的建设，规范了慢性创面的诊疗，制定糖尿病足诊疗路径。近几年来承担国家、省部级以上课题20余项，获浙江省科技成果奖二等奖4项，申请获得国家发明专利12项，发表SCI论文50余篇，撰写专著30部。

个人荣誉：2014年杭州市"7·5"公交事件时，带领团队救治重度烧伤患者19名，取得零死亡佳绩，获得浙江省政府颁发的"模范集体"光荣称号。

主编简介

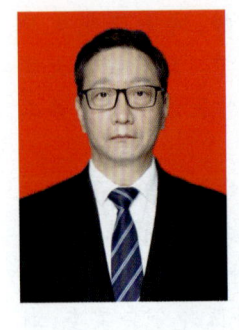

姜笃银，医学博士，教授，主任医师，博士研究生导师。山东大学第二医院急诊科、急诊外科主任，整形美容烧伤科主任。

学术任职：中华医学会组织修复与再生分会委员，中国医学救援协会常务理事，中国老年医学学会烧创伤分会常委，中国康复医学会再生医学与康复专业委员会常委，中国研究型医院学会美容医学分会常委，中华预防医学会组织感染与损伤预防与控制专业委员会压疮防治学组副组长，中国生物医学协会皮肤黏膜再生分会常委，中国医疗保健国际交流促进会烧伤医学分会常委，山东省医学会创伤学分会组织修复与重建学组副主任委员、组长，山东省中西医结合学会急救医学分会副主任委员，山东省医师协会急救医学医师分会副主任委员，山东省医师协会第二届烧伤科医师分会副主任委员，山东预防医学会第四届理事会中毒与急病救治委员会理事、主任委员，中国期刊源遴选专家，国家级继续医学教育项目(烧伤外科)评审专家。

专业特长：病理性瘢痕的预防与治疗，急慢性创面的修复与再生，大面积烧伤救治。

学术成就：先后在医学核心期刊上发表论著170余篇(其中SCI收录20篇)，主编和副主编专著8部，主持和完成国家自然科学基金面上项目4项，并主持完成多项省市级课题项目，获国家科技进步奖二等奖2项，省部级科技进步奖一、二、三等奖各2项。

创面治疗新技术的研发与转化应用系列丛书

编委会名单

总主编
付小兵　中国工程院院士、研究员、教授　中国人民解放军总医院

总主编助理
程　飚　教授、主任医师　中国人民解放军南部战区总医院

编委　（以姓氏笔画为序）
王达利　教授、主任医师　遵义医科大学附属医院
王爱萍　主任医师　中国人民解放军东部战区空军医院
王深明　教授、主任医师　中山大学附属第一医院
冉兴无　教授、主任医师　四川大学华西医院
史春梦　教授　中国人民解放军陆军军医大学
　　　　创伤、烧伤与复合伤国家重点实验室
付小兵　中国工程院院士、研究员、教授　中国人民解放军总医院
吕国忠　主任医师、教授
　　　　江南大学附属医院（无锡市第三人民医院）
朱家源　教授、主任医师　中山大学附属第一医院
刘　锐　副教授、副主任医师　黑龙江省医院
刘　暴　教授、主任医师　北京协和医院
刘　毅　教授、主任医师
　　　　中国人民解放军联勤保障部队第940医院
刘宏伟　教授、主任医师　暨南大学附属第一医院
祁少海　教授、主任医师　中山大学附属第一医院
许樟荣　教授、主任医师
　　　　中国人民解放军战略支援部队特色医学中心

阮瑞霞	副主任护理师、国际造口治疗师
	西安交通大学第一附属医院
李学拥	教授、主任医师
	中国人民解放军空军军医大学第二附属医院
李宗瑜	教授、主任医师　哈尔滨市第五医院
李炳辉	主任医师　华中科技大学同济医学院附属梨园医院
杨彩哲	副主任医师　中国人民解放军空军特色医学中心
肖丽玲	主任医师　暨南大学附属第一医院
吴　军	教授　中山大学附属第一医院
沈余明	教授、主任医师　北京积水潭医院
陆树良	教授、主任医师
	上海交通大学医学院、上海市烧伤研究所
周建大	教授、主任医师　中南大学湘雅三医院
郇京宁	教授、主任医师　上海交通大学医学院附属瑞金医院
官　浩	副教授、副主任医师
	中国人民解放军空军军医大学第一附属医院
赵　珺	主任医师　上海交通大学附属第六人民医院
荣新洲	教授、主任医师　华南理工大学附属第二医院
胡大海	教授、主任医师
	中国人民解放军空军军医大学第一附属医院
胡宏鸯	副主任护师　浙江大学医学院附属邵逸夫医院
姜玉峰	副主任医师
	中国人民解放军战略支援部队特色医学中心
姜笃银	教授、主任医师　山东大学第二医院
贾赤宇	教授、主任医师　厦门大学附属翔安医院
徐　欣	教授、主任医师　复旦大学附属中山医院
郭光华	教授、主任医师
	江西省烧伤研究所、南昌大学第一附属医院
黄晓元	教授、主任医师　中南大学湘雅医院
黄跃生	教授、主任医师　江南大学附属医院(无锡市第三人民医院)
曹烨民	教授、主任医师
	上海中医药大学附属上海市中西医结合医院

章一新　教授、主任医师　上海交通大学附属第九人民医院
韩春茂　教授、主任医师　浙江大学医学院附属第二医院
程　飚　教授、主任医师　中国人民解放军南部战区总医院
温　冰　主任医师　北京大学第一医院
谭　谦　教授、主任医师　南京大学医学院附属鼓楼医院
魏在荣　教授、主任医师　遵义医科大学附属医院

附：分册主编名单

第1册　创面治疗新技术总论
　　　　付小兵　陆树良　吴　军
第2册　酶与生物清创技术在创面治疗中的应用
　　　　王爱萍
第3册　超声与水刀清创技术在创面治疗中的应用
　　　　李宗瑜　刘　锐
第4册　光、电及磁在创面治疗中的应用
　　　　程　飚　黄跃生　付小兵
第5册　生长因子/细胞因子在创面治疗中的应用
　　　　程　飚　付小兵　韩春茂
第6册　细胞治疗在创面修复中的应用
　　　　史春梦　王达利　周建大
第7册　组织工程在创面治疗中的应用
　　　　韩春茂　姜笃银　付小兵
第8册　氧疗在创面修复中的应用
　　　　刘宏伟　付小兵　肖丽玲
第9册　负压封闭引流技术在创面治疗中的应用
　　　　胡大海　郇京宁　官　浩
第10册　生物敷料在创面治疗中的应用
　　　　吕国忠
第11册　先进敷料在创面治疗中的应用
　　　　李学拥

第 12 册　传统医药在创面治疗中的应用
　　　　　姜玉峰　曹烨民　付小兵

第 13 册　创面的外科治疗
　　　　　刘　毅　黄晓元　沈余明

第 14 册　穿支皮瓣移植技术在创面修复中的应用
　　　　　魏在荣　章一新

第 15 册　创面的内科诊治
　　　　　杨彩哲

第 16 册　糖尿病创面的内科诊治
　　　　　许樟荣　冉兴无

第 17 册　血管疾病所致创面的诊治
　　　　　徐　欣　刘　暴　赵　珺

第 18 册　静脉性溃疡的诊治
　　　　　王深明　胡宏鸯　祁少海

第 19 册　糖尿病足相关特殊诊疗技术
　　　　　温　冰　荣新洲　李炳辉

第 20 册　压力性损伤创面管理与治疗
　　　　　谭　谦

第 21 册　特殊原因创面管理与新技术应用
　　　　　郭光华　史春梦

第 22 册　特殊人群创面管理与新技术应用
　　　　　姜笃银　胡大海

第 23 册　创面的康复
　　　　　吴　军　朱家源

第 24 册　创面愈合的管理
　　　　　贾赤宇

第 25 册　创面的护理
　　　　　阮瑞霞

第 26 册　医源性创面管理与新技术应用
　　　　　程　飚　付小兵

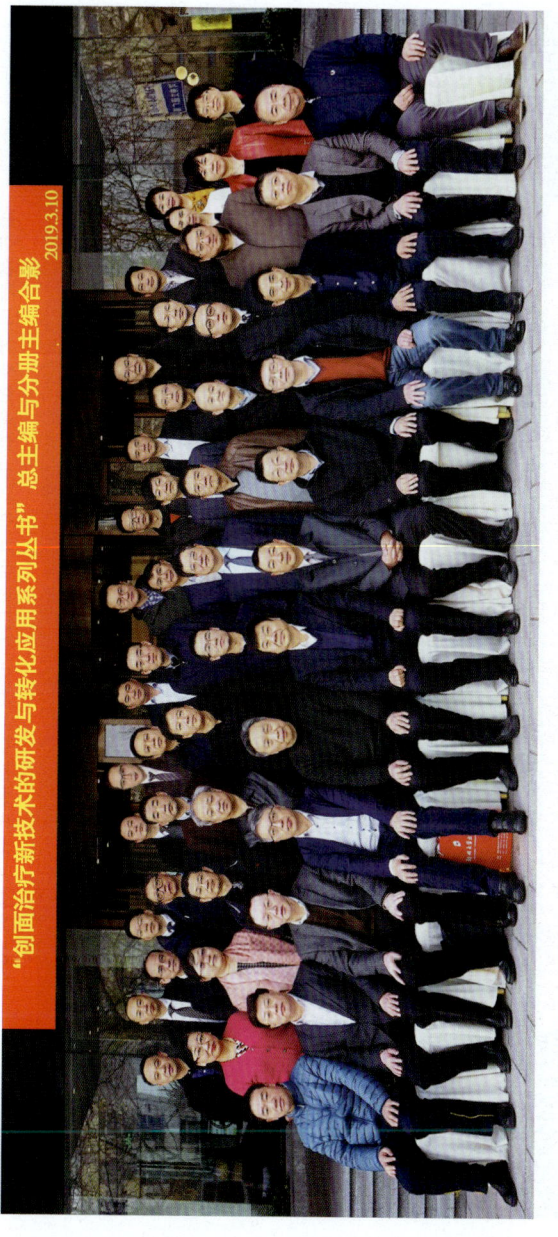

"创面治疗新技术的研发与转化应用系列丛书"总主编付小兵院士与各分册主编合影

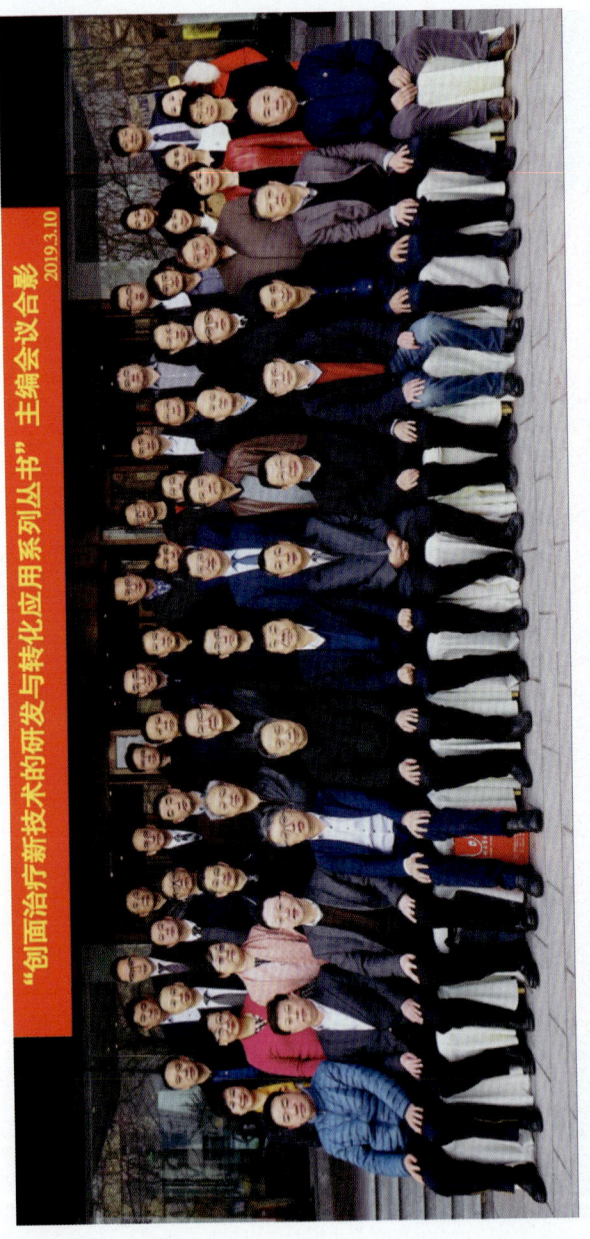

"创面治疗新技术的研发与转化应用系列丛书" 主编会议全体与会者合影

第7册 组织工程在创面治疗中的应用

作者名单

主 编
韩春茂　教授、主任医师　浙江大学医学院附属第二医院
姜笃银　教授、主任医师　山东大学第二医院
付小兵　中国工程院院士、教授、研究员　中国人民解放军总医院

副主编
王新刚　副主任医师　浙江大学医学院附属第二医院
有传刚　主治医师　浙江大学医学院附属第二医院

编 委（以姓氏笔画为序）

马　军	王甲汉	王新刚	付小兵	有传刚
刘　全	刘　勇	杨　磊	岑航辉	余美荣
邱道静	张莉萍	张基勋	邵华伟	金荣华
宗宪磊	胡信雷	姜笃银	翁婷婷	郭远军
黄　沙	黄晓元	康深松	韩军涛	韩春茂
潘银根				

内容提要

"创面治疗新技术的研发与转化应用系列丛书"《第 7 册 组织工程在创面治疗中的应用》是一部介绍组织工程在创面治疗中应用的医学专著。本书分 4 个部分，较系统介绍了皮肤组织工程的概念及历史、皮肤组织工程的分类及作用，表皮细胞的创面呈递与表皮替代物、真皮替代物、双层皮肤替代物、含附属器的皮肤替代物的机制，皮肤组织工程产品创面治疗的总则、在创面治疗中的应用实例，以及影响皮肤组织工程产品应用的因素、皮肤组织工程研发面临的关键问题。其内容丰富，体例格式规范，行文流畅，逻辑关系清楚，图文并茂，可作为创伤基础研究人员和创伤外科各级临床医师的参考书。

创面治疗新技术的研发与转化应用系列丛书

总序

创面治疗是最古老的医学问题之一,同时在现代社会又有重大的治疗需求,由于社会进步、工农业生产的高速发展以及人们生活方式的改变,现在的创伤和创面治疗与以往相比都发生了很大的改变。一是种类明显增多。除传统的由交通事故、工矿事故、火灾事故以及战争与局部冲突等导致的组织损伤外,由疾病导致的组织损伤与创面也明显增多,如糖尿病与动静脉疾病导致的糖尿病足和下肢动静脉性溃疡创面等。二是发生机制更加复杂。除了创伤和创面本身,其病理生理过程还涉及原始疾病治疗以及老龄化等许多方面,受许多因素的影响,远远超过创伤和创面治疗本身。三是治疗难度加大。由于创伤和创面的发生与发展涉及许多方面,除治疗损伤组织本身外,还需要治疗原发疾病等,如糖尿病足的治疗就涉及创面本身和内分泌代谢、感染控制以及功能重建等。四是占用大量的社会资源与医疗资源。根据我们的初步研究,体表慢性难愈合创面的治疗费用、住院时间与占用的护理成本等均是普通疾病的3倍。五是人们对创伤和创面治疗结果的要求越来越高。希望修复和愈合的创面既没有溃疡发生和瘢痕形成,又达到和损伤以前一样的解剖结构与功能状态,即完美的修复和再生。因此,解决创伤,特别是体表慢性难愈合创面治疗的难题成为医学领域一个值得关注的重要问题,必须加以高度重视。

创伤,特别是创面治疗除了外科处理以外,各种治疗技术、方法、药物和材料的应用对缩短创面愈合时间、提高愈合质量和减少医疗负担起到了重要的作用。特别是近年来,各种新的技术、方法和材料在临床上的广泛应用,对加快创面愈合速度和提高愈合质量起到了非常重要的作用。与此同时,也应当看到,在一些地方由于医护人员对这些新的治疗技术和方法的基本原理缺乏了解,加之临床使用不规范等,这些新的治疗技术和方法没有取得应有的治疗效果,部分地方对新治疗技术和方法的滥用也给创面治疗带来一些不良后果。为此,部分专家强烈建议对这些新技术和方法在临床上的应用进行规范和指导。经过与本领域著名专家较长时间的酝酿和准备,本着以科学性为基础,以实用性为手段,以提高治疗效果为目标的原则,编著出版一套"创面治疗新技术的研发与转化应用系列丛书",供广大临床医护人员在工作中参考,并由此达到规范临床治疗行为、提高治疗技术和方法或产品的使用效率的目的。为此,本丛书的编写思路归纳起来有以下几方面。

1. 写作目的 进一步推广经过临床验证,在创面治疗中具有实际临床治疗效果的新技术、新方法和新产品;进一步规范这些新技术、新方法和新产品在临床的应用,以提高治疗效果,减少并发症,降低医疗费用等;丛书定位是一套实用性、教材性和普及性的著作,丛书中介绍的治疗技术和方法主要基于专家共识和临床经验,而并非强制性的治疗标准,故仅供临床使用时参考。

2. 编著方式 采用总主编负责下的各分册主编负责制。总主编负责丛书的总体规划、内容选择、分册主编遴选、出版,以及申请国家出版基金和重点图书项目等事项。分册主编负责该分册参编作者遴选、总体规划、写作、组稿和出版事宜。各分册本身是一部独立的专著,所有分册汇总是一套系列丛书。

3. 写作方法 本丛书基本上采用统一的写作范式(部分分册也可以根据实际情况进行调整),即包括四大部分:第一部分介绍该技术、方法或产品(不涉及具体公司、不涉及具体公司产品,仅仅是对技术、方法或产品发展的介绍)发展的历史;第二部分介绍该技术、方法或产品治疗创面的基本原理;第三部分重点介绍该技术、方法或产品治疗各种创面的实际病例,包括使用方法、典型病例治疗前后照片对比、部分文字介绍,让读者通过这些典型病例,基本了解该技术方法或产品的临床应用等;第四部分介绍该技术、方法或产品临床应用的注意事项(适应证、禁忌证及并发症防治或注意点等)。

此外,丛书还充分利用互联网和信息技术,在正文中印制了二维码,通过扫描二维码可以看到关联的 PPT、视频、图片等原创数字资源,这些数字资源增加了图书的附加价值,使微观事物描述更加形象化,拓展了文字不易描述的内容,使图书内容更加丰富,有利于读者获取更多的知识信息。

科技发展日新月异,各种新的治疗技术、方法与产品不断出现,本丛书选定的治疗技术、方法或产品不一定全面,可能存在局限性与遗漏之处。由于丛书分册比较多,主编处于不同的单位,在写作形式、内容等方面可能存在一些不一致的地方,还望读者提出批评与建议,以利于我们在今后的修订中加以改进,不断完善。

感谢各位分册主编和为本系列丛书做出贡献的各位专家;感谢郑州大学出版社社长张功员和策划编辑李振川以及出版社工作人员为此付出的辛勤劳动;感谢国家出版基金的大力支持。

中国工程院院士
中国人民解放军总医院生命科学院院长
"创面治疗新技术的研发与转化应用系列丛书"总主编
2018 年 6 月 21 日

前言

《组织工程在创面治疗中的应用》是"创面治疗新技术的研发与转化应用系列丛书"中的一册。在组织工程领域,皮肤组织工程是发展最早和最迅速的。在创面修复领域,组织工程化皮肤包括真皮、细胞和双层结构的皮肤在临床上已经使用了一段时间,并且取得了明显的临床效果。再生性修复的关键是真皮再生,真皮支架的出现和应用可以减少植皮区和供皮区的瘢痕,在这一点上,本书的作者姜笃银和王新刚编著得非常出色,不仅较为详细地阐述了各种临床应用的人工真皮支架产品的特点,还列出了临床效果和未来研究方向。细胞治疗是组织工程产品的另一种形式,包括单纯的细胞移植和含活性细胞的双层皮肤应用。本书作者胡信雷和王新刚完成得很有特色,作为细胞治疗,有移植也有覆盖使用,取决于细胞来源。相关章节内容还展示了外源性细胞膜片覆盖于肉芽创面后出现上皮愈合的现象。组织工程皮肤的最佳形式应该是含有皮肤附属器官。本书作者付小兵和黄沙重点阐述了皮肤附属器再生的研究热点和成果及今后的展望。总之,组织工程皮肤不仅适用于烧伤等急性创面,同时也适用于难愈性慢性创面。本书符合我国创面构成的特点和创面患者、医务人员对成熟新技术的迫切需要。

本书由韩春茂、姜笃银、付小兵三位教授携团队历时一年共同完成。特别感谢两位副主编王新刚和有传刚所做的大量工作。现就本书写作内容作如下说明:组织工程皮肤产品的相关内容部分由厂家提供,并不代表编者的推荐,且与厂家无商业利益相关性。

诚挚感谢中国人民解放军南部战区总医院程飚教授和郑州大学出版社在本书写作过程中给予的指导和帮助。

韩春茂　姜笃银　付小兵
2018 年 6 月

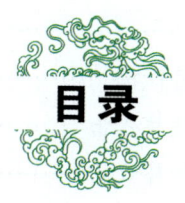

目录

1 历史回顾 ··· 1
　1.1 皮肤组织工程的概念及历史回顾 ··············· 1
　1.2 皮肤组织工程的基本要素 ··························· 3
　　1.2.1 种子细胞 ··· 3
　　1.2.2 组织工程支架 ······································ 4
　　1.2.3 组织工程化组织或器官 ······················· 6
　1.3 组织工程皮肤的分类及作用 ······················· 7
　　1.3.1 表皮替代物 ··· 7
　　1.3.2 真皮替代物 ··· 8
　　1.3.3 全层皮肤替代物 ································· 10

2 机制介绍 ··· 11
　2.1 表皮细胞的创面呈递与表皮替代物 ··········· 11
　　2.1.1 表皮细胞膜片 ···································· 12
　　2.1.2 膜片载体的表皮细胞呈递 ·················· 14
　　2.1.3 表皮细胞悬液 ···································· 16
　　2.1.4 表皮细胞的来源 ································ 18
　　2.1.5 问题与展望 ·· 22
　2.2 真皮替代物 ·· 22
　　2.2.1 天然来源的真皮替代物 ······················ 22
　　2.2.2 人工合成的真皮替代物 ······················ 38

  2.3 双层皮肤替代物 ·· 41
  2.4 含附属器的皮肤替代物 ·· 42
    2.4.1 含毛囊的皮肤替代物 ···································· 43
    2.4.2 含汗腺的皮肤替代物 ···································· 45
    2.4.3 展望 ·· 47

3 皮肤组织工程产品在创面治疗中的应用实例 ········ 48
  3.1 皮肤组织工程产品创面治疗的总则 ························ 48
    3.1.1 创面基底的准备 ·· 48
    3.1.2 表皮细胞制剂使用原则 ································ 48
    3.1.3 真皮替代物使用原则 ···································· 48
    3.1.4 双层组织工程皮肤使用原则 ························ 49
  3.2 皮肤组织工程产品在创面治疗中的具体应用 ········ 49
    3.2.1 表皮细胞类制剂的实际操作和典型病例 ······ 49
    3.2.2 脱细胞真皮的实际操作和典型病例 ············ 56
    3.2.3 人工合成真皮的实际操作和典型病例 ········ 71
    3.2.4 双层组织工程皮肤的实际操作和典型病例 ·· 79
    3.2.5 含细胞胎儿真皮支架的实际操作和典型病例 ·· 84
  3.3 自体断层瘢痕组织复合皮片的制备及其临床应用 ···· 86
    3.3.1 自体断层瘢痕组织复合皮的应用背景 ········ 86
    3.3.2 自体断层瘢痕组织复合皮的治疗优点 ········ 87
    3.3.3 技术要点及注意事项 ···································· 87
    3.3.4 典型病例 ·· 87

4 总结与展望 ·· 91
  4.1 影响皮肤组织工程产品应用的因素 ························ 91
    4.1.1 全身因素 ·· 91

4.1.2　局部因素 ································· 91
　　4.1.3　经济社会因素 ····························· 92
　　4.1.4　其他因素 ································· 92
4.2　皮肤组织工程研发面临的关键问题 ··············· 92
　　4.2.1　对皮肤组织形态发育及功能的再认识 ········ 93
　　4.2.2　组织工程皮肤的优化设计、构建及功能定位 ··· 93
　　4.2.3　瘢痕防治与皮肤组织再生 ··················· 94
　　4.2.4　皮肤附属结构的构建及再生 ················· 95
　　4.2.5　干细胞技术的应用及功能定位 ··············· 96
　　4.2.6　组织工程皮肤的快速血管化 ················· 96
　　4.2.7　组织工程皮肤的抗感染问题 ················· 97
　　4.2.8　各类因子应用及协同调控 ··················· 98
　　4.2.9　免疫耐受及排斥反应的研究 ················· 98

参考文献 ··· 100
中英文名词对照 ····································· 112
附录　复合皮应用于烧创伤患者的专家共识(初稿) ··· 115

1 历史回顾

1.1 皮肤组织工程的概念及历史回顾

皮肤是人体与外界环境的天然屏障与沟通桥梁,其不仅可以防止体内水分、电解质和其他物质的丢失,还能有效阻止外界有害物质的侵入,保持人体内环境的稳定,在生理上起着重要的保护功能。严重创伤、大面积烧伤以及慢性疾病(如糖尿病等)等是造成皮肤缺损及功能丧失的主要原因。而尽早封闭创面,是治疗大面积创伤和烧伤的关键。人体皮肤组织的损伤、缺失或功能衰竭是临床上的常见性疾病,也是严重影响人们身体健康、生活质量和生命安全的致病源。传统的治疗方法主要有自体组织或器官移植、同种异体组织或器官移植、异种组织或器官移植以及使用人工代用品等,但这些治疗方法仍然存在很多潜在的局限性。其中,自体皮肤移植是以牺牲健康皮肤为代价的,虽然效果满意,但是自体皮供区有限;同种异体皮肤移植存在着供体不足及免疫排斥等问题。在这种情况下,一种全新的治疗方法——组织工程皮肤(tissue-engineered skin,TES)便应运而生。

组织工程皮肤是应用细胞生物学、生物材料和工程学原理,研究开发用于修复或改善人体皮肤的结构、功能的生物活性替代物的一门科学。皮肤组织工程学是一门交叉学科,其目的就是研究和开发具有生物活性的人工皮肤替代物,用以维持、恢复或构建人体皮肤受损组织的功能。

组织工程皮肤的基本原理和方法是将与体外扩增的自体或异体皮肤细胞同体外构建的生物相容性良好的细胞外基质模拟支架相结合,形成细胞与支架的复合物,并在体外培养一段时间后植入体皮肤缺损部位。通过植入皮肤细胞的黏附、增殖与分化以及细胞外基质模拟支架的逐渐降解吸收,最终形成结构、功能与正常皮肤组织相一致的新皮肤,从而达到创面修复和皮肤组织功能重建的目的。组织工程皮肤不仅为解除患者痛苦提供了一种新的治疗方法,更重要的是提出了一种"复制皮肤"的新思想,这是"一场深远的医学革命",是"再生医学的新时代"。

组织工程皮肤的提出虽然不到 30 年,但其发展之迅速是之前未预料到的。在美国,组织工程皮肤目前已经形成价值数十亿美元的产业。1990—2002 年,全世界在组织工程皮肤领域的累计投入达到了 30 亿美元,其中私人投资超过 90%,尤其是美国,联邦政府只为组织工程皮肤的研发提供了专项支出,其他部分全由私人投资。而其他国家对组织工程(tissue engineering)的支持主要来源于政府资助与计划协作。近年来,日本、英国、中国、德国等均建立了大型组织工程皮肤研究中心,亚洲的其他国家如马来西亚、泰国、印度和越南等也正在开展组织工程的研究。

组织工程皮肤产业化的速度突飞猛进。近年来,在世界范围内已有近百家生物技术公司。随着重要的组织或器官构建研发的突破,包括心、肝、肾等重要生命器官初步构建的研究结果,在这其中组织工程皮肤的发展及临床应用最为迅速。预计在未来 10 年内,组织工程皮肤行业的总投资将达到百亿美元。

目前,由组织工程培育出的骨骼、软骨、血管以及神经组织正在进行体内实验,再造的心、胰、肝、乳房、手指尚处于实验室研究阶段,组织工程的迅猛发展将给人类带来更多的惊喜。在这些组织工程化的组织或器官中,组织工程皮肤是目前组织工程研究最为成功的一个体系,许多商业化的产品已经应用于临床。截至目前,美国食品药品管理局(Food and Drug Administration,FDA)已批准并公布了 8 种组织工程皮肤产品:Biobrane®、Alloderm®、Transcyte®、Apligraf®、Dermagraft®、Orcel®、Integra® 和 Promogran®。我国也有 2 个产品取得国家食品药品监督管理局(State Food and Drug Administration,SFDA)的批准进入临床使用。还有多种组织工程产品正处于临床试验之中,相信不久的将来会有更多的产品问世。

1.2 皮肤组织工程的基本要素

组织工程皮肤是在分子水平和细胞水平上,利用人体的活细胞在细胞外基质模拟支架上构建具有替代体内受损和缺失的皮肤,在这一过程中基本要素涉及种子细胞(seed cell)、组织工程支架(scaffold for tissue engineering)和组织工程化组织或器官3个方面内容。

1.2.1 种子细胞

种子细胞是组织工程皮肤研究的前提和基础,再生组织或器官的结构与功能的实现最终取决于支架中种子细胞的增殖和细胞外基质的分泌。因此选择合适的种子细胞,并且保持相应功能的种子细胞是组织工程首先需要解决的难题。理想的种子细胞应具备以下几个特点:来源稳定、取材方便、体外培养增殖能力强、细胞表型稳定、耐机体免疫性高、无致瘤性等。

可用于组织工程皮肤的种子细胞来源较为广泛,各有其优缺点。依据种子细胞的来源可分为原代细胞与细胞系细胞,皮肤原代种子细胞又可来源于自体、同种异体和异种细胞。自体细胞主要由活检或穿刺所得到的组织进行分离培养,获得所需要的功能细胞,在体外培养条件下可获得有限的扩增,此种来源的细胞的优点是不会发生免疫排斥反应。但自体来源的细胞数量往往有限,且取材部位也会有不同程度的损伤,疾病状态下或老年患者的细胞往往不宜用于移植,这就进一步限制了自体细胞的来源。同种异体细胞主要来自胚胎、新生儿和成体组织。异种细胞主要来自猪、牛等动物,但目前由于免疫排斥及动物源性传染性疾病的传播风险,异种细胞的利用逐渐减少。依据种子细胞的种类又可分为干细胞(stem cell)(包括成体干细胞和胚胎干细胞)和非干细胞。胚胎干细胞在体外可以作为无限的种子细胞来源,通过体外诱导,能够向身体的任何一种细胞类型分化,获取特定功能细胞,将其移植到机体相应的病变部位替代失去功能的病变细胞,甚至在不远的将来利用分化的多细胞类型进行体外组织和器官再造,来治疗多种目前难以根治的疾病。未来十年将是胚胎干细胞向临床转化关键技术成形时期,该领域研究亟须建立有个多中心、跨学科、优势互补的研究团队对人胚胎干细胞产业链关键技术平台进行基础和应用的系统研究,从政策层面上对人胚胎干细胞库及相关基础和应用研究给予大力支持。成体干细胞是指存在于分化组织中的未分化干细胞,该类细胞可以自我更新并且分化形成该类组织细胞,也是该类组织细胞的自我更新细胞来源。与胚胎干细胞相比具有以下优点:容易获取;自体来源避免了移植排斥;致瘤风险相对较低;尽管分化潜能较低,但更容易诱导定向分化为特定的组织细胞;伦理学争议较少。诱导多能干细胞(induced pluripotent stem cells,iPS cells)是新近基于基因技术将病毒载体介导转录因子成熟体细胞内,使成熟体细胞重编程为多能干细胞,iPS细胞具有多向分化的潜能,在体外已被成功诱导分化为神经元、神经胶质细胞、心肌细胞等,在组织工程皮肤领域也取得了一定突破。目前较为现实且可靠的种子细胞来源,主要是从组织中分离出的干细胞(前体细胞)。这些干细胞在通往特定分化方向上已经迈出了几步,但因为它们还未完全分化为终末细胞,因而具有足够的灵活性,可以分化成多种类型的细胞。目前对种子细胞的研究认为,干细胞是最有希望的种子细胞来源,干细胞移植的关键在于了解干细胞存在的部位,掌握干细胞的分离和体外培养扩增的有效方法,探索干细胞定向诱导分化的最佳条件。

1.2.2 组织工程支架

回顾组织工程的发展历史,将生物材料的概念引入组织工程的研究中是最具革命性的思路。生物材料是组织工程研究的重要部分,也是影响组织构建最为关键的因素之一。组织工程支架为种子细胞(包括体内自身细胞)提供了适合其黏附、生长及发挥其他功能的生物学空间,这就克服了以往单一细胞移植过程中细胞不易成活、基质合成能力低下等问题,为组织工程化组织的构建提供了良好的细胞载体与组织结构支架。

1.2.2.1 组织工程材料

组织工程材料设计的基本原则是根据仿生材料学的思想,从材料的组成、结构以及材料表面性能和机械性能等多个方面出发,最大限度地模拟目标组织或器官的细胞外基质材料。理想的组织工程材料的基本要求包括:①良好的生物相容性,对人体组织、血液和免疫系统无不良反应;②良好的生物安全性,无致癌和致畸性,无刺激性、无致敏性、无毒性;③一定的空间结构和孔隙率,能有效地调节细胞在组织工程材料表面的黏附、增殖、迁移以及分化等行为;④适宜的力学强度;⑤可控的降解速率,具有与组织再生相匹配的降解速率,而且降解产物无毒,能通过代谢途径排出体外;⑥良好的塑性及加工性能;⑦来源广泛,价格适宜,方便灭菌和存储。

常用于组织工程的生物材料,按其来源可分为天然组织工程材料、合成组织工程材料以及组织工程复合材料。天然组织工程材料主要包括动物体的细胞外基质的主要成分以及其他一些生物体的提取物。常用的天然材料主要有胶原、壳聚糖、透明质酸、海藻酸盐、羟基磷灰石和纤维蛋白等。尽管天然生物材料在皮肤组织工程中的应用研究中已经取得了很大进展,但仍有诸多问题存在。如天然生物材料价格较高,大规模提取困难;不同的处理方法会造成天然材料产品批次差异大,性质较难统一,并且大多天然材料的力学性能难以符合操作要求,且降解速率过快,加工性能差。针对胶原材料降解速率快、力学强度差的问题,近年来有很多研究采取了交联的方式来改善这些问题,如物理交联有干热交联、紫外线交联,或是应用戊二醛、1-乙基-3-(二甲氨基丙基)-碳二亚胺[1-ethyl-3-(dimethylaminopropyl)-carbodiimide,EDAC]以及双环氧类物质进行化学交联。合成组织工程材料的最大优点在于可根据具体组织或器官的特点进行专门设计,其范围广,种类多,是组织工程材料发展的重要方向。目前应用较广泛的合成组织工程材料主要有聚丙交酯(polylactide, PLA;也称聚乳酸)、聚乙交酯(polyglycolide acid,

PGA;也称聚乙醇酸)、丙交酯与乙交酯的共聚物[poly(lactic-co-glycolic acid),PLGA;也称聚乳酸-羟基乙酸共聚物]、聚己内酯(polycaprolactone,PCL)以及聚氨酯(polyurethane,PU)等,但由于该类材料亲水性差、表面缺乏细胞识别位点,不利于细胞在其表面的黏附与生长,并且材料的降解产物可能也存在一定的毒性。而组织工程复合材料是利用不同性质的材料构建在组成、结构以及功能方面更接近人体的组织或器官,常见的组织工程复合材料包括天然组织工程材料间的复合,合成材料与天然材料间的复合,组织工程有机材料与无机材料间的复合,以及多元复合材料等。

1.2.2.2 组织工程支架的构建

组织工程支架的设计和构建涉及3个尺度的问题,从小到大分别为支架表面黏附蛋白以及基因对细胞的影响(纳米级尺度);支架的微观孔径、孔隙率以及支架表面的拓扑结构(微米级尺度);支架的宏观尺寸、外形(厘米以上尺度)。这些问题的解决方案如何在生产工艺上实现是重要的一环。

1.2.3 组织工程化组织或器官

在细胞与组织工程支架的相互作用过程中种子细胞与支架材料的黏附是基础,细胞必须与材料发生适当的黏附才能进行迁移、增殖和分化,为实现这一目标,就必须要构建一个良好的组织培养环境,根据这一环境的不同,组织构建技术可分为体外构建和体内构建两种。又由于构建组织的多样化及不同组织所选用的种子细胞与支架的物理、化学和生物性能都不尽相同,因此细胞与支架材料的复合是一个受多方面因素影响的过程。具体影响因素主要包括:①支架的宏观形状及尺寸;②支架材料的表面化学性质,如支架表面的亲疏水性、支架的蛋白质吸附性能以及是否固定多肽或生长因子等;③支架材料的表面物理性能,如支架表面的拓扑结构、支架的吸水率以及表面电荷及分布等;④细胞的种类以及种植密度;⑤培养环境中的应力等外界刺激;⑥细胞-支架复合物的体外培养方式。

1.3 组织工程皮肤的分类及作用

组织工程皮肤具有与人体皮肤相似的结构与功能,在国外已应用于临床,并取得了较好的疗效。过去的 25 年里,在研制组织工程皮肤作为皮肤替代物的领域,研究者做出了巨大的努力并取得了辉煌的成绩。作为一种具有良好前景、用于皮肤损伤或缺损后的皮肤替代品,与传统的治疗方法相比,组织工程皮肤有着明显的优势。按照目前常用的分类方法,组织工程皮肤可分为表皮替代物、真皮替代物和全层皮肤替代物。而其具有代表性的组织工程皮肤产品分别有 Epicel®、EpiDex®、Dermagraf®、Integra®、Alloderm®、Lando®、Orcel®和 Apligraf®。下面以产品分类的形式对上述已有产品进行介绍。

1.3.1 表皮替代物

1.3.1.1 Epicel®

Epicel®是由 Genzyme 组织修复公司生产的一种表皮替代物。它是分离患者自身角质形成细胞(keratinocyte)进行细胞培养形成的表皮替代物。到目前为止,Epicel®是可供烧伤患者选择的最佳的实验室培植皮肤,这种表皮替代物常用于整形外科,使褶皱的面部变得光滑,或促使扁平的唇部变得丰满。但由于该产品仅有表皮,就致使真皮部分不能得到有效的修复。

1.3.1.2 EpiDex®

EpiDex®是一种新奇的皮肤替代物,是采用患者毛囊外毛根鞘细胞作为种子细胞培养所得的表皮替代物。种子细胞保持了较高的增殖力,种子细胞的增殖力与患者的年龄大小无关。①优点:该表皮替代物具有供皮面积小、细胞大量扩增、异体膜片可迅速覆盖创面等优点。②缺点:在应用过程中,其存在的主要问题有培养的大多是成熟或比较成熟的细胞,扩增次数有限;培养周期长,费用昂贵；缺乏真皮的机械支持和营养，故耐磨性、弹性差，易挛缩，易自发形成水疱等，这些问题都限制了其在临床的广泛应用。

1.3.2 真皮替代物

1.3.2.1 Dermagraf®

Dermagraf®是高级组织科学公司(Advanced Tissue Sciences Corporation)生产的一种人工真皮。它是将新生儿包皮成纤维细胞(fibroblast，Fb)种植于聚乳酸、聚羟基乙酸纤维网中，成纤维细胞大量增殖并分泌胶原(collagen)、纤维连接蛋白(fibronectin)、蛋白聚糖(proteoglycan)、生长因子(growth factor，GF)，形成由成纤维细胞、细胞外基质(extracellular matrix，ECM)和可降解生物材料构成的人工真皮。①优点：能有效减少创面收缩，促进接种其上的表皮细胞膜片黏附、生长；抗胶原酶活性好；对创面要求不高，尤其适用于感染创面的修复；避免使用胶原传播疾病的风险；移植后无免疫反应等。②缺点：存在制备中成纤维细胞需求大、人造真皮的厚度较难调整、相容性差等。

1.3.2.2 Alloderm®

Alloderm®由美国生命细胞公司生产。采用尸体皮或动物皮，通过反复冻融去除细胞，其形态结构保留了完整的基底膜和细胞外基质，可与培养的成纤维细胞和表皮细胞结合构成复合膜片。①优点：使用方便，对创面要求低，成活率高；去除细胞成分，大大降低了免疫原性。②缺点：缺乏成纤维细胞，移植后患者真皮重建较慢；来源于异体皮肤，来源不广泛，而且有传播感染性疾病的危险；需要二次手术。

1.3.2.3 Integra®

Integra®由Integra生命科学公司开发生产。它是将牛胶原与硫酸软骨素、氨基葡聚糖冷冻干燥制成胶原海绵，再经过戊二醛交联形成，并以薄层硅胶膜覆盖。当移植到创面后，内层胶原海绵相当于真皮，硅胶膜起临时性表皮作用，可防止体液丧失和微生物入侵。

2～3周后揭去硅胶层,再以极薄的自体皮片或培养的自体表皮细胞膜片覆盖。①优点:弹性、韧性好;色素沉着轻;瘢痕形成、挛缩不明显。②缺点:所使用的醛类交联剂对组织有毒性;对创面要求程度较高;手术成功率低;易皮下积液及诱发感染;且需要二次植皮封闭创面。

1.3.2.4　Transcyte®

Transcyte® 1997年由加州Lajolla先进组织科学公司生产。将新生儿成纤维细胞在硅橡胶层的尼龙纤维上培养和增殖4～6周,形成一个含有高水平分泌的基质蛋白和大量生长因子的致密细胞组织。将该组织冻存,使成纤维细胞失去活力,形成真皮替代物。其具有即刻使用、易于保存等优点。

1.3.2.5　Pelnac®

Pelnac®由日本郡是株式会社公司生产。该产品是抗原性极低的无端胶原蛋白海绵与一层硅胶模组成的双层结构移植物,动物实验结果证明移植术后2～3周创面床及周边组织中的成纤维细胞及新生血管浸入性生长到胶原海绵层,同时胶原海绵逐渐被降解,并被新生的肉芽及血管组织所替代。根据硅胶模下胶原海绵血管化情况,一般在术后2～3周,揭去硅胶层,可见皮肤缺损部位肉芽生长新鲜,可用自体薄层皮片移植覆盖创面,达到创面愈合。

1.3.2.6　Lando®

Lando®人工真皮由中国兰度生物材料公司生产。其结构及组成与Pelnac®(皮耐克)相似,适用于大面积真皮缺损的再生修复与功能重建,可广泛用于三度烧伤、外伤性全层皮肤缺损、骨-肌腱外露及整形外科手术等领域。该产品采用仿生学的设计思路,成分和结构与人体自然皮肤接近。相关研究证明在移植后2周可实现胶原海绵层的血管化,并可以通过自体超模皮片的移植来实现创面的覆盖。

1.3.3 全层皮肤替代物

1.3.3.1 Apligraf®

Apligraf® 1998 年由 Organogenesis 公司注册生产。将新生儿包皮成纤维细胞接种于牛胶原凝胶中培养 2 周,形成细胞胶原凝胶,再在其表面接种新生儿角质形成细胞后浸没培养 4 d。角质形成细胞融合成片,然后进行气液界面培养 1～2 周。无论是形态、生物化学行为还是在代谢方面均类似于人类正常皮肤,是目前最成熟的既含有表皮层又含有真皮层的双层组织工程皮肤。临床研究表明,Apligraf® 治疗静脉性溃疡比传统的治疗方法更为有效。与之类似的国产全层皮肤是中国人民解放军空军军医大学的金岩教授研究的组织工程皮肤"安体肤",该产品已经获得国家食品药品监督管理局(SFDA)的批准,成为我国第一个组织工程产品。①优点:制作过程中未使用交联剂,无明显的不良反应;提供了双层皮肤结构,一次手术完成。②缺点:易被胶原酶降解,支架寿命较短;韧性较差,手术操作困难,因此在临床上并未得到广泛的应用。

1.3.3.2 Orcel®

Orcel® 支架由双层胶原基质构成,上层是经胃蛋白酶处理的无孔隙的胶原凝胶,下层是交联的多孔隙的牛胶原海绵。将角质形成细胞和成纤维细胞分别接种到上、下两层培养形成人工皮肤。优点是可加速创面愈合,减少瘢痕增生,但有关临床应用资料较少。

就技术层面而言,组织工程皮肤的研发具有里程碑的意义。然而,目前组织工程皮肤能够在临床上获得广泛应用者仍寥寥无几。制约组织工程皮肤广泛应用的因素是多方面的,其中成本过高和实际修复作用性能不足是其中的关键。

(韩春茂　有传刚)

2 机制介绍

2.1 表皮细胞的创面呈递与表皮替代物

创面愈合是一个动态交互的过程,此过程包括4个步骤,即止血、炎症、细胞增殖和重塑。促进皮肤创面的愈合一直很具有挑战性。而皮肤创面的愈合则以创面的再上皮化为重要的标志,也就是说在创面的表面有完整的复层化的上皮重构。创面的上皮化主要依赖于表皮细胞,尤其是表皮干细胞。目前,无论是烧伤抑或是慢性溃疡的创面特殊愈合过程并没有完全清楚,但向创面呈递表皮细胞已经被证实是一种有效的促进创面愈合的方法。

1871年,Reverdin开始将外科植皮技术用于愈合创面,目前已经是创面愈合方法中的金标准。之后,Rheinwald和Green建立了一种有效的表皮细胞膜片培养技术,继之O'Connor首次将表皮细胞膜片应用于临床烧伤患者的治疗并获得了成功。由此,表皮细胞成为治疗许多类型的创面的一种特殊的药物,当然,其中大部分创面依然是烧伤及慢性溃疡,由于治疗技术的普及,许多学者也开始研究表皮细胞促进创面愈合的机制。尽管这种方法应用时间并不长,但是人们很快认识到,表皮细胞在创面上的黏附是此治疗技术的关键步骤。未能与创面及时黏附的表皮细胞很快就会死亡,因而失去了再上皮化及促进创面愈合的作用。表皮细胞与创面的黏附效果在很大程度上受到表皮细胞呈递方法的影响。然而,尽管表皮细胞的呈递方法很重要,但是目前尚没有一种简单实用并且能够最大程度促进表皮细胞与创面黏附的一种呈递模式。由于新的表皮细胞培养技术及其向创面的呈递技术也在不断地改进,因此,理清表皮细胞的培养技术及其相关的呈递方法对表皮细胞这种"药物"

来说是非常重要的。

2.1.1　表皮细胞膜片

1975 年 Rheinwald 等培养出了角质形成细胞的单层膜片,这种表皮细胞单层膜片具有复层化的表皮细胞及完整的表皮结构,1981 年 O'Connor 等将这种单层的表皮细胞膜片首次引入临床。Rheinwald 和 Green 培养表皮细胞膜片的技术流程:在患者的正常皮肤处取 3~4 cm^2 的皮肤标本,经过分散酶(dispase)及胰蛋白酶(trypsin)系列消化得到较纯净的表皮细胞,将这种表皮细胞置于铺有经过放射处理的 3T3 小鼠成纤维细胞的培养体系中进行培养,作为滋养作用的小鼠成纤维细胞主要有 3T3-J2 及 3T3-152 两种,滋养细胞在这种培养体系中的作用是间充质支持。在这种培养环境下,部分角质形成细胞可以形成具有生长能力的克隆,3~4 周以后便可以得到 8~10 层的表皮细胞膜片,细胞膜片的大小是原来的 5 000 倍左右,可以完全覆盖成人体表(1.7 m^2)。培养结束后,用分散酶或者热解素对培养皿底部的表皮膜片进行消化,小心分离,得到完整的膜片,将这种膜片贴附于凡士林纱布上,然后进行创面移植。这种技术的最大特点是可以得到复层化的具有底-顶结构的膜片,这种膜片在创面的应用可在数年后仍然保留正常的表皮结构并且能够促进表浅的真皮的再生,表明膜片中的干细胞成分在创面上能够长期存活并能自我更新。在供皮区缺少时,培养的上皮自体移植(cultured epithelial autografts,CEA)是一种很有效的封闭创面的方法,这种技术也可以与其他类型的皮肤替代物联合使用,治疗大面积烧伤。

角质形成细胞的大量扩增可以通过大型的实验室设备来实现,在 CEA 的制备过程中,人类成纤维细胞的增殖能力会被作为滋养细胞层的 3T3 细胞所抑制,而表皮细胞则可以存活并形成克隆,并最终形成复层化的表皮膜片。能够形成克隆的细胞一般认为是来源于表皮基底部的表皮干细胞,表皮干细胞在体内维持组织稳态,在损伤和组织新陈代谢中丢失的细胞也是通过干细胞的分裂而补充。原代表皮细胞培养时的克隆形成率非常低，一般为 0.15%～3.80%，培养时可观察到小的圆形的角质形成细胞具有较强的克隆形成能力，而大的不规则的角质形成细胞只能形成小的克隆。首次培养时，培养末表皮细胞的克隆形成能力有一定程度的增强，经过几代的传代培养或培养条件不合适时，表皮细胞的克隆形成能力会明显下降，但一般会在表皮膜片形成后，因此不影响表皮膜片的培养制备。表皮膜片已经成功地用于大面积三度烧伤的治疗，这种技术可以在烧伤的早期封闭创面，挽救重症烧伤患者的生命，但这种技术并非皮肤缺损恢复的最终解决方案。

尽管有关这种技术的报道都是很具希望，例如增加患者的生存率，以及与网状植皮相比，表皮细胞膜片具有更好的美容效果等，但这种技术的应用也存在许多的问题，其中最主要的是培养表皮膜片的时间较长，一般需要 3～4 周。在等待表皮细胞膜片移植的过程中，患者未切除的坏死组织通常会引起感染——这是导致烧伤后死亡的一个重要的原因，如果坏死组织切除，未经上皮化的创面还是会导致细菌的感染。在使用了表皮细胞膜片以后，表皮细胞与创面的贴附及成活也存在问题，早期的文献报道表皮细胞膜片贴附成活率为 15%～65%，可能与培养技术及移植的部位有关。贴附成活后的表皮细胞膜片在发生感染的创面上几乎无法成活。而表皮细胞膜片一旦制备完成，就需要在最短的时间内移植于创面，以免细胞活力丧失，但是将表皮细胞膜片从培养皿中分离的技术也需要时间，而且在手术室内保存很大数量的膜片也很困难。不过也有报道使用冻存的或组织库的表皮细胞膜片用于创面的治疗并获得了成功。因为角质形成细胞具有比较低的免疫原性，有研究使用同种异体的表皮细胞制备膜片，但是异体表皮细胞用于创面的治疗还需要进一步的研究。

当表皮细胞膜片从培养皿上分离下来以后，必然要发生收缩，其收缩率在 10%～50%。同时，在酶消化作用下，表皮细胞膜片在移植前可能失去了正常表皮中的锚定纤维等结构。几个长期的研究表明在应用表皮膜片以后，基底膜的形成较为缓慢，钉突的形成也较慢或者无法形成,导致表皮细胞膜片的黏着能力下降,即使是在膜片移植成活以后数月的时间,在剪切力的作用下,创面还是容易形成水疱。

目前,表皮细胞膜片在很大的程度上都被其他更好的表皮细胞呈递技术所取代,但在白癜风以及皮瓣供区的缺损等方面仍有一定范围的应用。

2.1.2 膜片载体的表皮细胞呈递

成人的皮肤主要有两层结构,一层是角质化的分成的表皮;另一层是在其下方的富含胶原的真皮结缔组织,对表皮层起支持及营养作用。

在创面治疗中有人观察到,即使是应用了标准的断层皮片移植技术,由于缺乏足够的真皮结构,创面愈合后还是容易形成增生性瘢痕或瘢痕疙瘩,这种情况在儿童患者中更容易出现。表皮细胞膜片一般只有 3～5 层的表皮结构,这可能是限制其临床应用的一个因素,当用以覆盖三度烧伤的创面或是慢性创面的时候,缺乏真皮结构仍然是临床经常遇到的难题。因此,较为合理的方法是在表皮细胞膜片的下方添加一层真皮支持结构。同时,简单的二维培养仅仅只能在短时间内维持培养的表皮,而且不能形成有层次的角化层。为了克服以上的缺点,许多新近的研究更为关注双层的组织工程皮肤培养技术,这种培养技术被称为三维器官型培养技术,角质细胞培养在气液界面上,其下方添加了不同的基质用作真皮替代物。这些真皮替代物包括脱细胞真皮或多种多孔膜,这些多孔膜可以不含细胞或者在基质中嵌入同源或异源性的成纤维细胞。其基质通常是从鼠尾肌腱或小牛皮肤中提取的天然Ⅰ型胶原。在进行器官型培养时,首先要制备一层胶原层,然后加上一层传代的成纤维细胞层,这种结构即所谓的真皮替代物。真皮替代物培养 7 d 左右可发生收缩,上面形成一种凹形面,此时将新鲜的原代角质形成细胞或经过Ⅳ型胶原、流式细胞仪或其他方式分选的角质形成细胞种植其上。观察器官型角质形成细胞培养的过程,可以发现在第 4

机制介绍

天真皮层发生收缩,在未进行气液界面培养之前,角质形成细胞在其表面形成无色的颗粒状的小圆盘,然后这些小圆盘逐渐变白并增大,形成新的皮肤。通过这种方式得到的组织工程皮肤苏木精-伊红染色(hematoxylin-eosin staining,HE)后可以发现其有复层化的表皮结构,真皮层中含有成纤维细胞,并随着培养时间的延长而逐渐成熟。

组织工程皮肤的基底层可以出现极化的结构,在气液界面培养结束时,上基底层逐渐变得扁平,其下方形成一层颗粒层,表明组织工程皮肤具有成熟的表皮层结构。在这种培养过程中,表皮细胞一直维持着较高的增殖能力。当培养结束后,器官型培养的组织工程皮肤可很容易取下,然后贴附在凡士林纱布等上以用于移植。在长时间的动物模型观察中发现,在移植后1年仍然可以通过抗人内披蛋白(involucrin;也称囊包蛋白、外皮蛋白)及抗人波形蛋白(vimentin;也称微丝蛋白)找到人类的角质形成细胞及成纤维细胞。尽管移植物也会随着时间的延长而发生收缩,但是鼠和人的角质细胞并没有出现混合生长,人类的表皮层在移植后一直维持着比较完整的结构,牛胶原的模板层逐渐被新生的胶原所替代,与正常创面愈合过程中基质成分的替代相似。组织工程皮肤在移植之前就已经形成与正常皮肤相似的结构,并有一层有功能的基底层结构,在移植以后,组织工程皮肤的存活情况比较稳定,并通过组织再生促进创面的愈合,愈合后的瘢痕轻微。在动物模型中,移植物1周后即可长入创面并存活,在人类而创面需要2周以上。移植失败的情况与表皮细胞膜片类似,主要是由于创面的感染。器官型培养的组织工程皮肤的主要产品是Apligraf®(Organogenesis,Canton,MA),1998年美国FDA批准其用于静脉性溃疡及糖尿病足的治疗。

在组织工程皮肤的模式中,真皮替代物层可以由多种类型的真皮支架或者在胶原凝胶中复合其他的成分(如生长因子)构成,以加强真皮支架的性能或者用于促进创面的愈合,这些真皮支架包括脱细胞的生物基质或不同形式的可生物降解的高分子聚合物。

除了上述的器官型双层组织工程皮肤培养模式外,还可以通过细胞膜片的方法构建双层乃至多层的皮肤替代物。新近的一项研究就是使用了脱细胞羊膜作为基质培养人的角质细胞及成纤维细胞,在经过一段时间培养以后,将两种膜片叠加在一起,构成了有活性的组织工程皮肤替代物。动物实验观察到脱细胞羊膜可以支持角质细胞的黏附生长以及成纤维的长入,而且移植后可以在裸鼠的创面上很快存活,并具有良好的皮肤形态,但目前尚没有临床研究的支持。其他类型的合成材料也可以使用类似方法构建多层的皮肤替代物。

目前,组织工程皮肤在世界范围内得到了较广泛的应用,同时也证明组织工程皮肤比表皮细胞膜片的效果要优。但是组织工程皮肤的制备过程要耗费大量人力、物力,在既定时间内很难制备出大量的组织工程皮肤,同时,组织工程皮肤制备的费用也相当高。

2.1.3 表皮细胞悬液

临床上,组织工程皮肤应用的结果并不像预想中或是动物实验结果那样令人满意。组织工程皮肤及表皮细胞膜片的制备需要很长的时间,往往需要3周或者是更长。异体移植中的免疫抑制依然未能幸免,当角质形成细胞生长汇合时,它会从高度增殖的状态转向生长停滞状态并出现分化,分化的角质形成细胞增多也是细胞膜片创面基底贴合不佳的一个原因。这些情况使表皮细胞悬液治疗技术又重新复活,以克服组织工程皮肤及细胞膜片中存在的贴附不良、不能在创面上长期存活以及制备时间长等缺点。

使用培养的细胞悬液可以避免在细胞膜片制备过程中的多次消化传代,而且表皮细胞悬液从实验室向患者的运输过程也简单,使用冻存管就能够达到,而且悬液还可以冷冻保存至创面情况理想时移植。表皮细胞悬液与表皮细胞膜片在临床应用时,有相似的再上皮化率,与纤维蛋白胶配合使用时,可形成良好的真皮-表皮连接,同时,合适的酶消化、良好的创面床清创准备以及配合喷雾技术的使用可以获得很理想的美容效果。这种技术还可以与脱细胞真皮配合使用,一步关闭创面。用未汇合的表皮细胞悬液喷雾,可以

机制介绍

减少体外的培养时间及其传代次数,其治疗的创面大小与细胞膜片相差无几,而且表皮细胞悬液应用后,其整合素表达更多,表明这种方法中的表皮细胞贴附较好,存活数量也更多。头皮组织中的表皮干细胞数量较多,也是一个良好的表皮细胞悬液制备的来源。

在将细胞呈递于创面时,使用纤维蛋白胶较为理想,它可以作为临时性基质与细胞结合。同时,纤维蛋白胶还可以促进角质形成细胞的迁移,破坏已经分化的角质形成细胞的黏附。由于不需要表皮细胞的分化,细胞悬液的培养时间一般只需要 10 d。将培养的自体角质形成细胞悬液并联合使用商业化的高密度的纤维蛋白胶作为呈递载体用以治疗小腿慢性溃疡时,可获得较好效果。难治性静脉溃疡中应用角质形成细胞与纤维蛋白胶,可以获得 44.4% ~ 57.0% 的长期愈合率。同样,培养的角质形成细胞与纤维蛋白胶配合使用已经成功治疗了烧伤面积达 95% 的病例。

真皮替代物常构成一种扩散屏障,阻碍了营养成分输运至真皮替代物表面上的角质形成细胞。在血管化形成之前,没有得到充分营养的角质形成细胞会丢失,目前,一种上下颠倒的技术可以为此问题提供一种解决方案,这种技术是将角质形成细胞直接种植于创面床,然后在其上方应用真皮替代物,这里真皮替代物起到的作用仅仅是一种保护性敷料。动物实验发现了一种有趣的现象,在愈合的过程中,角质形成细胞首先形成克隆,然后逐渐向创面表面移动并最终形成完整的表皮,与常规方法比较,这种技术不需要真皮的再血管化,角质细胞的营养直接来自于创面,因此有很高的存活率。

将表皮细胞悬液向创面呈递的方法有很多,如用毛笔将细胞悬液刷向创面、用注射器向创面直接滴注悬液以及用专门的喷雾装置进行喷雾等。喷雾时的压力对细胞活性的影响很大,普通的高压喷雾装置仅能保存 47% 有活力的细胞,而特制的低压喷雾装置可保存 93%,因此,在细胞悬液的呈递中需要避免使用高压装置。当然,如果创面准备不合适,或严重烧伤患者的全身情况不良,也会引起移植的表皮细胞大量地死亡,这时候需要选择更为轻柔的呈递方法。使用笔刷涂抹的方法用于表皮细胞悬液的移植,可有 60% 细胞存活，存在的问题是，笔刷在使用的过程中会脱毛而沾染于创面。使用喷雾装置则可以避免上述情况，并能防止细胞的溅出，同时也能使细胞均匀涂布于创面。在使用表皮细胞悬液时，创面的湿性环境可以提高表皮细胞的存活率及促进表皮细胞的贴附。

Velander 等使用培养的自体表皮细胞及成纤维细胞用于治疗猪的糖尿病全层皮肤缺损创面时，使用了在创面床基底部直接注射的方法，使创面上皮化率明显提高，其中成纤维细胞创面注射的上皮化率为 86.75%，表皮细胞创面注射的上皮化率为 91.30%，而对照组的上皮化率仅为 56.80%。该实验证实表皮细胞的创面基底注射对慢性难愈创面是一种良好的方法，但是对于大面积的创面，例如烧伤，则难以实施。

表皮细胞悬液更为引人注意的是使用未经培养的细胞，并通过喷雾的方式呈递于创面。其代表产品 ReCell 是一种一次性使用的由电池驱动的细胞收获系统，已经证实该喷雾系统具有安全、简便及容易操作等有点，疗效上与自体皮肤移植的效果相当，但所需要的细胞量更少，仅仅只需要 $1\sim4\ cm^2$ 的皮肤标本，取皮部位几乎不出现疼痛。此系统用以治疗白癜风时，先将白癜风损伤部位用砂纸进行打磨，再将黑素细胞与角质细胞混合喷雾于打磨好的创面。和 Recell（R）类似的表皮细胞喷雾系统是 CellSpray XP，有报道的 3 例患者使用 CellSpray XP 喷雾系统，根据需要取得患者皮肤标本，然后送至专门的实验室，2 d 以后含有未培养的表皮细胞悬液即可制备完成，并通过专门的喷雾器将悬液喷雾于创面。此 3 例患者的创面均很快愈合，经过 6 个月的观察，基本无增生性的瘢痕形成。

2.1.4　表皮细胞的来源

大面积的烧伤患者需要快速地关闭创面，但是同时又存在着供皮区缺乏的困境，这种困境迫使人们寻找新的表皮细胞源或是大量快速扩增表皮细胞的方法。除了细胞的来源以外，影响表皮细胞培养的因素主要包括培养基及培养技术。原代培养的角质形成细胞经过几次传代以后就开始分化。加入滋养细胞层可以有更好的克

机制介绍

隆形成及良好的细胞增殖,促进表皮细胞的生长,终末分化的时间也有所推延,但滋养细胞并不能阻止表皮细胞的终末分化。有关滋养细胞的作用机制目前尚不清楚,滋养细胞与角质细胞的直接接触可能是此机制中最主要的部分。3T3 细胞可以通过改变 Sp1 蛋白(一种与细胞周期相关的转录因子)的糖基化状态,促进该蛋白在细胞核内的积聚并防止其被蛋白酶消化,从而延缓角质细胞的终末分化。当有滋养细胞存在时,有更多的角质细胞表达表皮干细胞标志蛋白 K19。然而这种培养技术还是令人担心,即便是已经证实在移植前的表皮膜片中滋养细胞已经失活,但鼠源性的细胞仍然可能会对人体产生不利的影响。

近年来,有很多的研究开始使用人类的成纤维细胞作为滋养细胞层用以长时间培养角质细胞。如新近的一项研究使用将未经辐照处理的人成纤维细胞埋置于纤维蛋白胶基质中培养角质细胞,以用于临床治疗;此实验证实这种培养方法对表皮细胞无损伤,而且,在培养的过程中,表皮细胞一直维持高度增殖的状态及细胞表型。另一项研究则使用了用丝裂霉素 C 处理的人骨髓间充质干细胞作为滋养细胞层,并通过气液界面方式培养表皮细胞,在骨髓间充质干细胞的滋养作用下,可以获得复层化的表皮细胞膜片。膜片中的细胞有与表皮细胞增殖或表皮干细胞相关 K3、K15、P63 等蛋白的表达。此结果表明,人类骨髓间充质干细胞可以作为滋养细胞,用以制备表皮细胞膜片,此类技术避免了在表皮膜片中出现异种基因。

在培养基中加入血清可以促使表皮细胞的增殖,但临床上,人们更偏爱无异种血清的培养基。使用Ⅳ型胶原覆被的培养皿并加 Ultroser G(一种血清替代物)及角质细胞生长因子等为培养体系,$1\ cm^2$ 的表皮培养 2 周时间可覆盖创面达 $400\ cm^2$,不需要成纤维细胞的滋养层及异源性血清,并且此细胞可分化成完整的表皮。现在已经有商品化的限制型无血清低钙培养基,这种培养基中的成分完全明确,培养过程中不需要血清及滋养细胞。这种培养基培养的表皮细胞还可去除其他类型细胞(如成纤维细胞)的污染,因为这些细胞在这种培养条件下生长能力较差。这种培养方法对表皮细胞的生物学性能的研究及培养三维的移植组织模型等方面都具有非常大的价值。但是这种方法还是或多或少地使用了一些成分尚不明确的人源或动物源性的成分，如纯化的人血清及牛垂体提取物等，用以维系细胞的长期存活。

传统的两步消化方法仅仅只能得到少量的表皮细胞，而使用磁力搅拌的方式可以从相同的皮肤标本中获得更多的表皮细胞。这种消化方法是将皮肤标本置于含 0.125% Trypsin 及 0.01% 乙二胺四乙酸（ethylenediaminetetraacetic acid，EDTA）的 50 ml 离心管中，同时在离心管中放置一磁力搅拌子，在室温、磁力搅拌 150～300 r/min 条件下消化 1 h。这种消化技术可以从少量的皮肤标本中获得更多的表皮细胞，因此，培养出临床需要的细胞量的时间会缩短。

最近，一项研究使用近二倍体永恒皮肤角化细胞（near-dipoidlmmortalizedkeratinocyteskin，NIKS cell），在新生儿包皮培养表皮细胞时自发形成的一种细胞系，用以构建组织工程皮肤（StrataGraft），Ⅰ期及Ⅱ期临床研究发现用 NIKS 细胞构建的组织工程皮肤用于治疗复杂的皮肤缺损时，效果与尸体皮相当，临床试验中未发现有与组织工程皮肤相关的不良反应。通过体外评价及患者的资料分析来看，患者可以良好耐受 NIKS 细胞，不会引起强烈的免疫排斥反应。NIKS 细胞还可以与患者的角质细胞一起进行嵌合式培养，并能形成复层化的组织工程皮肤用于表皮细胞向创面的呈递。

人胚胎干细胞（human embryonic stem cell，hESC）向表皮细胞的转分化的研究已经有很长时间的历史。最近，一项临床前期的研究证实 hESC 转分化的基底角质细胞（keratinocyte derived from human embryonic stem cell，K-hESC）在器官型培养时可形成多层的复层化结构，这种结构与正常的人类表皮类似，K-hESC 可以多次传代并且具有很低的免疫原性，除了少量的主要组织相容性复合体（major histocompatibility complex，MHC）分子外，很少有其他抗原成分的分泌。K-hESC 构建的表皮细胞膜片皮肤替代物容易标准化，并且容易获得。此项研究拓展了表皮细胞的来源，并且更容易进行产业化生产。

由于学科的不断交叉，其他的技术领域也不断向组织工程领域渗透，其中最为重要的是将生物反应器技术用于动物细胞的大规模扩增及组织工程构建物的构建。

在组织工程皮肤方面，Boyce 等设计了一种新型的生物反应器——Kerator，这种生物反应器最初是用来在创伤敷料上培养亚汇合的角质细胞，培养时，角质细胞附着于半透明的、透气的聚四氟乙烯膜上。这种生物反应器后来又经过了一些改良，使用计算机控制培养基的更换，用于构建较大的皮肤替代物。这种生物反应器可以向培养的组织工程皮肤提供连续不断的营养灌注。搅拌式生物反应器与可降解微载体技术结合，也已经成功地培养出表皮细胞，这种技术为表皮细胞的呈递开辟了新的视野，它既是一种大规模的培养技术，又可作为一种良好的表皮细胞呈递的方法。这种培养方式中，一般选择多孔明胶微球（如 CultiSpher-S）作为培养载体，载体可以为细胞提供贴附的表面，而这种载体可以通过胶原酶等的消化作用而降解，因此，可以将微载体-细胞复合物直接呈递于创面。明胶微载体还可以为其他的辅助细胞提供临时的基质以重建真皮及促进血管化。有研究表明，在生物反应器及微载体系统中培养的表皮细胞于培养后第 3 天可以增加到原来的 2.5 倍，总体的增加量为 8.1~9.9 倍，而无血清静态培养在相同的时间内仅仅只能增加 1.3 倍。使用此技术培养的表皮细胞与胶原膜配合用来治疗小腿静脉溃疡，可以获得很高的愈合率并且治愈后一年内未出现复发的病例。

理论上，这种培养技术可以在短时间内获得更多的表皮细胞，并且可以不用在组织工程真皮支架的强度与多孔性之间进行艰难的选择。不过，这种新的技术需要更多的实验及临床研究，使其更加成熟，并证实这种技术在治疗多种创面中的价值。

2.1.5 问题与展望

角质细胞在皮肤创伤愈合中的重要性不言而喻。向创面呈递表皮细胞的技术也是多种多样,包括表皮细胞膜片、不同类型的组织工程皮肤以及培养或未经培养的表皮细胞悬液。动物实验及临床实践都证实了上述各种呈递方式的有效性。但我们还是应该考虑到单纯的表皮细胞的呈递并非创面愈合中完整的解决方案,在这类表皮细胞中,尚缺乏汗腺及皮脂腺等成分,单纯表皮细胞构建的组织工程皮肤因无黑素细胞而呈苍白色的外观,并且没有毛发的生长等。同时,由于血管化缓慢而使组织工程皮肤的应用受到限制。

就组织工程皮肤而言,尚有许多的基础机制有待研究,尤其是与创伤愈合相关的细胞、趋化因子、生长因子、细胞因子、多肽、蛋白酶以及在组织工程中用到的生物材料等,这些因素之间的交互作用对创伤的影响究竟如何?

皮肤再生依赖于两种干细胞的作用,一种是表皮干细胞,另一种是基质干细胞。这些细胞的交互影响、基因表达及其细胞间的信息交流等目前尚未完全清楚。那么,怎样选择呈递细胞、什么样的呈递方式及使用何种呈递材料等以最大化促进创面愈合,仍然是未来的一个研究方向。

(胡信雷 王新刚)

2.2 真皮替代物

2.2.1 天然来源的真皮替代物

理想的真皮替代物应该模仿皮肤的原有功能,需具有以下特征:①有良好的生物相容性,无明显炎症反应、免疫反应和细胞毒性,能够防止感染、粘连及瘢痕形成。②材料与组织细胞间有良好的界面关系,能模拟原有皮肤细胞外基质,有利于细胞的黏附、铺展和增殖等。③材料便于加工,使其在分子水平、宏观水平上具有理想的二维、三维空间结构,在移植后能保持原来的形态,且具有生物可降解性和适宜的降解速率,即在体外以及植入体内后的降解和吸收速度与细胞和(或)组织生长的速度相匹配。④材料可为生长因子的储存和释放及细胞的锚定,提供适当的三维位点。⑤具有皮肤的机械性能及细胞器。真皮替代物主要包括天然来源的真皮支架和人工合成材料聚合而成的真皮支架。天然来源的真皮支架又主要包括天然生物材料皮肤支架、天然生物成分合成皮肤支架、异种或异体组织来源的真皮支架和自体真皮组织支架等。

2.2.1.1 天然生物材料皮肤支架

常见的天然生物材料皮肤支架如下。

(1)**胶原类生物支架** 胶原是组织细胞外基质的重要组成部分。因其来源广泛,抗原性低而被广泛地用作组织工程支架。胶原类支架主要分为两类:胶原凝胶支架和胶原海绵支架。两种支架的制备工艺和用途也不尽相同。胶原作为组织工程支架具有很多优越性,但胶原也存在加工性能差、缺乏柔韧性、抗拉强度低等缺点。为了改善胶原的力学性能,目前主要采用物理和化学的方法对胶原进行交联以调节其降解速度,增强力学特性。常用的物理方法有干热法和紫外辐照法,化学方法有戊二醛交联法和碳二亚胺交联法。常见的胶原类生物支架材料有胶原、透明质酸复合支架,胶原、壳聚糖复合支架以及胶原、硫酸软骨素复合支架等。吴炜等制成胶原、透明质酸海绵材料,复合材料具有良好的三维空间结构和生物相容性,软骨细胞在材料上生长状况良好,且分泌基质。生物材料的构建在设计特点上有所不同,交联的优点为稳定性好,增加创面基质的寿命。缺点在于异物反应,易于发生组织挛缩,造成增生性瘢痕,增加基质的硬度,降低了细胞的活力。黏多糖可增加胶原对胶原酶的对抗,避免过度的交联,缺点在于大量的黏多糖会对抗血管的生成。

(2)**壳聚糖类生物支架** 壳聚糖是甲壳素的脱乙酰化产物,为一种天然聚阳离子多糖,在体内可被降解为易被人体吸收的氨基葡萄糖,具有良好的生物相容性和生物可降解性,是一种理想的细胞外基质材料。有研究显示,壳聚糖及其衍生物由于其多孔凝胶结构,在体内与大分子物质的良好相容性等优势越来越成为一种很有发展前景的组织工程替代品。实验结果说明含有低相对分子质量壳聚糖的胶原/壳聚糖支架作为一种新的材料应用于皮肤组织工程具有更大的潜力。

(3)透明质酸类生物支架　透明质酸是一种蛋白多糖,具有良好的生物相容性和生物降解性。然而纯透明质酸易溶于水、吸收迅速和在组织中停留时间短等物理和生物特性,限制了它用于制备对硬度、机械强度和稳定性均有一定要求的生物材料的可能。因此,只有对透明质酸进行谨慎的化学修饰才能在保持其惰性和非炎性反应的同时,又便于制成更稳定的固态材料。Liu 等将透明质酸与胶原/壳聚糖支架复合,体外观察显示复合透明质酸后的胶原/壳聚糖支架具有两个不同孔径大小的板层,柔韧性和降解性都有了较大的提高。在该支架上共同培养成纤维细胞和角质细胞 2 周后显示细胞沿支架成立体生长,形成细胞层,且出现基底膜含有的典型蛋白:层粘连蛋白和Ⅳ型胶原蛋白,提示可以通过胶原/壳聚糖/透明质酸支架在体外构建人工活性皮肤。

有关天然聚合物材料支架制备的方法,文献报道比较多的有两种。一种是将材料配制成溶液后直接涂敷或注入模具,并在空气中自然干燥成膜或用烘箱加热烘干。这种工艺的优点是制备周期短,但制得的支架中一般没有孔隙的存在,细胞很难向支架内部生长,不能满足组织工程多孔支架的要求。另一种就是冷冻干燥的方法。组织工程支架大多是用这种工艺来制备的,该方法可获得孔间互相连通且孔隙率高的多孔支架,最大的特点是在制备过程中不引入其他物质,从而保持胶原基真皮支架良好的细胞相容性,同时可通过控制支架制备过程中的冷冻速率等条件实现对支架微结构的调节。

2.2.1.2　天然生物成分合成的皮肤支架

常见的由天然生物成分合成的皮肤支架材料有如下几种。

(1)Integra®人造皮肤　Integra®是目前应用最为广泛的一种人

机制介绍

工真皮替代物,可用于急性重度皮肤烧伤以及烧伤后皮肤重建。此外,Integra®也常被用于慢性不愈合创面以及皮肤病变的重建,甚至是出现骨组织暴露的情况。在重建和美学外科手术中,可作为皮瓣移植后的二次治疗方案来充填软组织缺损。Integra®有双层膜系统(原始和经典模式)和单层膜系统(Integra® SL,更新且更贵的模式)。Integra®由交联的牛肌腱胶原真皮替代层或含有黏多糖特别是来自鲨鱼软骨的6-硫酸软骨素的基质构成。双层膜系统外层为薄硅胶膜(合成的聚硅氧烷基聚合物或硅橡胶),厚度为0.1 mm,起临时"表皮"作用,并用来防止创面的水分丧失。移植后内层膜会发生逐渐降解,患者自体的成纤维细胞以及内皮细胞可长入从而形成新生的真皮结构,2~3周后去掉上层的硅胶膜外壳,可在新生的真皮组织上移植薄层网状自体皮片,完成组织缺损的修复。经典或双层的Integra®含有6-硫酸软骨素,与弹性蛋白相比,会产生抗血管生成的特点。这就解释了为什么Inegra®需要将近3周的时间来实现完全的血管化。Integra®的主要优点在于它促成了新生真皮的发生。Integra®的应用可以改善瘢痕的形态和弹性,能够获得良好的美学和功能效果。此外,Integra®允许使用较薄的移植物,由此实现了更为快速的供区愈合,并缩短了住院时间。主要的并发症在于Integra®下方的液体积存,这增加了感染的概率,可通过谨慎小心的外科技术进行预防。由于Integra®不具备内在的抗菌性能,小心的创面预备、聚乙烯酮碘的抗菌冲洗以及认真细致的止血都非常重要。

(2)Matriderm材料 Matriderm材料(皮肤及医疗保健公司,德国)是一种牛源性的多孔膜,由胶原(Ⅰ、Ⅲ和Ⅴ型)和经过γ射线处理的弹性蛋白α的水解产物构成。它的功能在于改善皮肤的弹性和创面瘢痕挛缩的情况,尤其是烧伤后的瘢痕。与Integra®一样,Matriderm是用于真皮再生的,它们的适应证相似。Matriderm也有两种代表性的结构,2 mm和1 mm厚度,分别需要两步法和一步法完成。与现存的最常用的Integra®相比,Matriderm通常用在一步法中。Matriderm用于治疗软组织缺损,全厚或深层真皮烧伤及慢性创面,尤其是那些对美学和功能有双重要求的解剖相关区域,比如手和关节部位,尤其用于儿科患儿,来改善瘢痕的愈合。Matriderm 等的基质作为支持结构用于细胞和血管的向内生长,它的弹性蛋白复合物可用来改善再生组织的稳定性和弹性。实际上,弹性蛋白真皮替代物具有减少创面挛缩的潜质,并可改善瘢痕的形态和功能。

(3) Hyalomatrix/Hyalograft 3D 材料　Hyalomatrix/Hyalograft 3D 材料(Anika Therapeutics 公司,意大利)为双层的、消毒的透明质酸基质或支架结构伴外层硅胶膜。支架结构将透明质酸释放至创面,诱导细胞进入支架结构并促进毛细血管的长入,快速地聚集成纤维细胞和细胞外基质组分,且该支架为生物可降解性的。Hyalograft 3D 是 Hyalomatrix 的变体,它在其基础上又整合了自体的成纤维细胞。

2.2.1.3　异种或异体组织来源的真皮替代物

(1) 小肠黏膜下层基质　小肠黏膜下层(small-intestinal submucosa,SIS)是天然细胞外基质类生物衍生材料,是通过将猪小肠内部黏膜及外部浆膜和肌层机械性剥除和脱细胞处理而获得的一种薄的半透明的移植物(厚 0.1 mm)。自从 1987 年发现小肠黏膜下层基质以来,已经确定了 SIS 的结构,其具有较好的生物学性能,在组织工程支架材料的研究和应用中具有重要价值,包括皮肤、骨科(骨、软骨、肌腱)、泌尿系统、心脏与血管、胰岛、其他(腹壁、硬脑膜、神经、气管)等。

1) 制备方法:物理和化学方法。

ⅰ.物理方法:取体重大于 200 kg 封闭饲养猪的小肠,用清水冲洗干净,挑选管腔粗细均匀、管壁无破损及无淋巴结的部位。先翻转小肠,使黏膜面向外,清除小肠黏膜层直至暴露黏膜下层;再次翻转小肠,清除浆膜和肌层组织,洗净小肠黏膜下层,完全去除小肠黏膜下层上的残留组织。然后进行过氧乙酸消毒,继之以无菌水浸泡,环氧乙烷灭菌处理,置于冰箱中待用。

ⅱ.化学方法:经物理方法处理的小肠沿纵轴切开,切成每段长 15 cm,应用机械法去除小肠壁的其他 3 层组织,包括黏膜层、肌层和浆膜层。黏膜下层经过酶消化及去垢剂处理后,彻底去除所含细胞,保留正常的纤维结构。化学方法处理过程的每一步均在室温下进行,材料和溶液体积的比例应保持在 1∶1 000。

2)组织结构:SIS 外观呈淡白色,厚度为 80~100 μm。SIS 本质为脱细胞的细胞外基质,由一层致密的结缔组织构成,主要含有胶原、氨基多糖、糖蛋白等成分。其中胶原成分主要有Ⅰ型和Ⅲ型胶原纤维,另含有少量的Ⅴ型和Ⅵ型胶原纤维。组织学观察显示,SIS 的管腔面由致密的嗜伊红染色材料组成。扫描电镜可见 SIS 的管腔面较管腔外面更加光滑和致密。其结构非常有利于细胞的黏附、增殖和分化,具有适当的机械特性,能够承受周围组织的压力,为再生细胞提供足够的生长空间。另外,SIS 还含有多种生长因子。

3)生物学性能:包括力学性能、组织相容性、免疫原性、抗感染性能和可降解性。

ⅰ.力学性能:SIS 作为体内组织工程生物材料,必须具有适当的机械特性,以保证再生组织的大小和形状。其本身应该能够提供暂时的机械支撑力,在承受体内周围组织的压力时,再生细胞可以有足够的生长空间再生。而且这种机械支撑能力应能维持足够长的时间,到再生组织本身具有足够的机械承受能力为止。SIS 是一种最大应力强度沿管腔纵轴方向的非线性的各向异性材料。它的周向应力应变关系受到最大纵向应变的较大影响,而最大周向应变对纵向应力应变的影响却比较小,这说明纤维间有强大的相互机械连接作用。对 SIS 进行生物力学测试,发现其沿纵向无论管壁是否剖开的抗拉强度相当于肌腱或韧带,而且其弹性模量随应力增加而增加,变化规律与血管弹性模量的变化规律一致。因此可能成为血管或皮肤的替代物。但必须通过物理化学方法处理,以增强其生物力学性能。如使用戊二醛交联和亚甲基蓝光氧化交联方法对猪小肠进行处理,比新鲜猪小肠沿管腔纵向单轴拉伸测试力学性能强。

ⅱ.组织相容性:SIS 具有较好的组织相容性,SIS 含有大量胶原蛋白,主要是Ⅰ型和Ⅲ型胶原纤维,以及少量的Ⅴ型和Ⅵ型胶原纤维,可以很好地促进细胞的黏附、增殖和分化。大量的羟基团也能促进细胞黏附。胶原蛋白还参与细胞分化,控制细胞黏附,调节细胞生长，有助于维持细胞基质的网状结构。

SIS 还含有丰富的纤维粘连蛋白，纤维粘连蛋白含有精氨酸-甘氨酸-天门冬氨酸序列，能特异地结合细胞膜受体，促进细胞之间的黏附。在肉芽组织的形成过程中，可以促进表皮细胞、成纤维细胞、内皮细胞、单核细胞的黏附和迁移。此外，纤维粘连蛋白还参与调节细胞与基质之间的信号转导，对组织结构的形成有一定的调节作用。

此外，SIS 还含有一种具有高度黏附活性的蛋白多糖。它是一类由氨基聚糖和核心蛋白所组成的化合物，具有高度的黏附活性，能够在细胞与细胞、细胞与细胞基质之间起到黏附作用。在宿主环境中还能吸收大量的水分而富有黏性和弹性，因此具有稳定和支持细胞的作用。蛋白多糖常在细胞黏附的早期阶段，如细胞的附着和伸展阶段起作用。蛋白多糖还可结合胞外基质黏附分子。

SIS 还含有多种生长因子，在制备过程中生长因子虽经消毒、冻干等处理，但仍具有生物活性，对组织的修复重建及细胞生长有着重要作用。有研究证实 SIS 中含有成纤维细胞生成因子-2（fibroblast growth factor-2，FGF-2）、转化生长因子 β（transforming growth factor-β，TGF-β）和血管内皮生长因子（vascular endothelial growth factor，VEGF），这些生长因子通过与细胞表面的多种受体作用后介导细胞信号转导，从而促进多种细胞生长、分化，并且诱导血管再生和宿主组织的重塑。

ⅲ. 免疫原性：SIS 既没有血管又不含有细胞，作为异体移植物植入体内不会引起明显的免疫排斥反应，即具有较好的免疫原性。实验研究证实，植入体内后仅引起以淋巴细胞为主的一过性排异反应。还有研究认为 SIS 含有 TGF-β，可抑制辅助性 T 细胞的活化并对其激活和分化产生免疫抑制作用，参与辅助性 T 细胞的程序性死亡；SIS 虽然可以引起辅助 T 细胞抑制免疫反应，但不会造成全面的免疫抑制，降低机体对病毒或细菌病原体的敏感性。

ⅳ. 抗感染性能：有研究证实 SIS 具有一定的抗微生物活性，用醋酸消化的细胞外基质浸出液具有抑制革兰氏阴性大肠埃希菌和革兰氏阳性金黄色葡萄球菌的作用,这一特性可以起到了很好的自我保护作用。

ⅴ.可降解性:作为支架材料,SIS 还有很强的可降解性,植入体内能够逐渐完全降解,再生的组织在结构和功能上均与原组织相似,对组织的修复重建及细胞的生长有重要作用。

4)在皮肤方面的应用:SIS 可作为支架材料用于修复皮肤缺损。田伟等进行了应用 SIS 充当组织工程皮肤支架的实验研究,在应用 SIS 修复大鼠皮肤缺损的实验中,SIS 不引起排斥反应,无创面感染。SIS 在全层皮肤的创伤中能够明显促进肉芽组织生长和上皮再生。SIS 组创面愈合好,无瘢痕,皮肤附件生长良好。应用猪 SIS 治疗兔背部皮肤缺损的实验研究表明,SIS 修复后的结构更接近于正常皮肤组织,可诱导鳞状上皮细胞增生,并可减少瘢痕组织的生成。

(2)**异体断层真皮培养物**　组织工程学最基本的思路是在体外将分离的种子细胞接种到具有一定空间结构的载体支架上,通过细胞与细胞之间的相互作用形成具有一定结构功能的组织或器官。具有双层结构的人工皮肤,包括:活性皮肤替代物、脱细胞异体真皮和人工网膜上培养的表皮片构成的复合皮。

组织工程学的两个基本要素是种子细胞和支架材料。种子细胞的研究一直是组织工程研究的焦点之一,理想的种子细胞应具有以下特点:①具有高增殖能力和多种分化潜能;②获取容易,对供体损伤小;③获取的种子细胞能够在体外大量扩增等。组织工程中种子细胞的研究是限制组织工程迅速发展的瓶颈,选择何种细胞作为皮肤种子细胞已成为当前研究的关键。干细胞的全能性和无限增殖的特点决定了其应用前景十分广阔。用作皮肤组织工程种子细胞的干细胞除了来自皮肤局部外,也可以是来自其他组织的干细胞。目前研究较多的有表皮干细胞、毛囊干细胞、口腔黏膜干细胞、间充质干细胞等。

1)合成活性真皮支架材料:含有成纤维细胞成分的真皮支架材料被称为活性真皮支架,由于其存在具有生物活性的成纤维细胞,因此这种支架材料具有血管化速度快、成活率高、能促进表皮细胞生长及分化等优点。研究表明,这种材料具有较高的生物活性,移植于切、削痂创面后,表面细胞分化良好,基底的成纤维细胞和毛细血管内皮细胞易长入真皮内,抗感染能力也较强。

2) Alloderm®:Alloderm®是一种商品化的脱细胞真皮基质(acellular dermal matrix,ADM),由新鲜尸体皮通过理化作用去除表皮和细胞成分制成,大大降低了免疫原性,但仍保留了细胞外基质支架的三维结构和完整的基底膜复合体,可与培养的成纤维细胞和表皮细胞一起构成复合膜片,引导新生细胞扩展。

3) Dermagraft®:Dermagraft®是把新生儿的成纤维细胞在聚乳酸纤维网上培养的一种人工聚合材料,它是活性真皮替代物的代表,具有较高的生物活性、较强的抗感染能力,不易被蛋白酶降解。该产品植入创面后成纤维细胞和毛细血管内皮细胞浸润较快,3~4周后聚乳酸纤维降解,临床上主要用于治疗烧伤及溃疡创面。

4) Transcyte®:以前称为 Dermagraft-TC,是一种将新生儿成纤维细胞接种于 Biobrane®上培养4~6周后形成致密的细胞层,并可分泌胶原、氨基多糖、生长因子等基质成分的人工聚合材料。由于新生儿成纤维细胞免疫原性很低,Transcyte®常作为一种临时性敷料应用于部分深度烧伤创面。

5) Apligraft®:Apligraft®是第一种商品化的既有表皮层又含有真皮层的组织工程复合皮,其细胞成分均来源于新生儿包皮,是采用异体成纤维细胞接种于牛胶原凝胶中形成的细胞胶原凝胶。接种1周后,应用角质形成细胞浸没培养4 d,角质形成细胞融合成片后进行气液界面培养1~2周而成。

(3) 脱细胞的异种或异体真皮 脱细胞真皮基质(ADM)是一种通过特定理化方法处理,脱去供体皮肤中的表皮角质形成细胞(角朊细胞)和真皮成纤维细胞得到的异体真皮基质。从早期的实验研究到20世纪90年代初 Life-cell 公司将其产品化,之后逐渐兴起并在临床得到广泛应用。

1) 制备方法:ADM 制备主要包括3部分。①分离皮肤的表皮与真皮,即去表皮过程。常用方法包括酶消化法和高渗盐水法。前者常用的消化酶有中性蛋白酶 Dispase Ⅱ 和胰蛋白酶。Dispase Ⅱ 作用于表皮和真皮连接处,使表皮和真皮分离。胰蛋白酶作用于基底细胞和其上的细胞之间的桥粒和半桥粒结构,不足的是仍有部分表皮细胞残留。高渗盐水法则是将标本浸泡于 1 mol/L NaCl 溶液中,利用高渗使锚着细丝与表皮基底细胞的半桥粒分离,从而完整地去除表皮。②去除真皮中细胞成分的3种方法包括去垢剂法、碱性化学试剂法、生物酶法。去垢剂能够裂解脂膜、溶解抗原、清除免疫复合物,去除细胞彻底,但对基底膜结构破坏大而不利于上皮细胞的黏附生长。而碱性化学试剂法只有 NaOH 消蚀法,通过碱离子的吸水作用使细胞脱水而死亡,经超声清洗仪清洗,去除细胞彻底,得到的胶原纤维结构完整、韧性较好。生物酶法是利用胰蛋白酶、Dispase Ⅱ、脱氧核糖核酸酶等作为脱细胞剂,根据情况自由选择、联合使用,不仅能缩短 ADM 制备时间,更能彻底去除细胞、保留更多的基底膜,并降低抗原性。③其他辅助措施,包括戊二醛交联、打孔以及冷冻干燥等,用以降低 ADM 的免疫炎症反应,提高其稳定性,改善张力,使组织更疏松,利于 ADM 的创面黏附及表皮细胞的再生。

2)组织结构:正常真皮结构包括表皮和真皮结合部的基底膜、胶原、弹性蛋白、糖蛋白和特殊的血管丛。ADM 在制备过程中去除了表皮和真皮中的细胞成分,仅保留真皮中的不溶性基质成分,包括Ⅰ型胶原、Ⅲ型胶原、Ⅳ型胶原、Ⅶ型胶原、弹性蛋白、层粘连蛋白、纤维连接素和蛋白多糖及极少量的细胞相关抗原[包括人类白细胞抗原-ABC(human leukocyte antigen-ABC,HLA-ABC)、人类白细胞抗原-DR(human leukocyte antigen-DR,HLA-DR)、Vimentin、Desmin 和 Talin 等],其中残留的细胞膜抗原和基质蛋白的免疫原性较强。ADM 为规则的三维网状支架。

ADM 为组织修复提供了良好支架,便于血管化和宿主细胞的植入,可生成基底膜、真皮两个面。基底膜面支持移植于其表面的断层皮片的生长,对表皮细胞的分化成熟和移植皮的外观与功能起着非常重要的作用;真皮面有利于 ADM 在宿主内快速血管化,有助于对脱细胞真皮胶原成分的改建,促使成纤维细胞形成形态结构及排列分布正常的胶原纤维,具有调节、诱导、促进宿主细胞长入,促进成纤维细胞增生、血管新生和上皮形成等作用。

3）组织相容性:异体 ADM 来源于正常人的皮肤组织,组分、结构与正常细胞生长的微环境极为类似,拥有良好的生物相容性。临床应用证明其移植后,抗胶原酶能力强,受体接纳程度好,可促进受体成纤维细胞浸润和新生血管形成;做创面覆盖时,创面瘢痕形成少,创面挛缩程度低。

免疫学研究证实,人体内引起免疫排斥反应的主要是移植物中的细胞成分。多数学者认为 ADM 通过脱细胞技术去除了引起机体免疫反应的主要成分——细胞,在植入体内后不会引起严重的免疫排斥反应。而材料学基础研究认为 ADM 的基质主要是 I 型胶原,作为一种异体蛋白质,由于胶原其末端肽的存在,依然会产生一定的免疫反应。但临床实践和动物实验证实这种免疫反应很微弱,不会对组织愈合过程产生严重的影响。

坏死细胞及其碎片是自体或同种异体移植物引发局部炎症反应的一个主要原因。ADM 在制作时,洗脱了皮肤中的所有细胞及碎片,因此植入机体后诱发的炎症反应远远低于自体来源的皮肤或黏膜。

4）作用机制:包括组织替代作用和组织屏障作用。

ⅰ.组织替代作用:ADM 是正常皮肤的脱细胞真皮基质成分,来源于正常人的组织,主要成分是胶原及多糖。其成分、结构与正常细胞生长的微环境极为类似,拥有良好的生物相容性,可以替代自体组织修复创伤缺损。同时经过冷冻干燥制成的 ADM 是一种多孔的三维膜性支架,其空间网状结构有利于细胞的增殖和毛细血管增生,从而加速机体的愈合过程。ADM 移植后可赋予组织以韧性、弹性、保水性及对机械力的缓冲性,并为细胞新陈代谢提供适宜的微环境。

ⅱ.组织屏障作用:ADM 植入组织后,在局部形成一层物理屏障,可以预防创伤局部的组织粘连和病理性增生。ADM 的这一作用是建立在引导组织再生(guided tissue regeneration,GTR)理论基础上的。组织在创伤愈合过程中,受创局部纤维结缔组织会发生病理性增生,有时还会形成组织粘连,造成局部相对解剖关系的紊乱,从而产生功能障碍。ADM 在局部的作用是通过其物理阻隔作用将不同组织隔开,使不同组织各自完成其愈合过程,最终重建局部组织的正常解剖结构。Fahrenbach 等通过实验证实 ADM 还能够抵抗部分细菌(如金黄色葡萄球菌、铜绿假单胞菌、化脓性链球菌)的入侵。

5)体内转归:ADM 是无细胞的组织支架,植入后伴随新生血管的长入和成纤维细胞迁移其中,宿主机体开始对 ADM 逐步进行改建。在第一周时,成纤维细胞和血管芽向支架材料中延伸,启动正常的组织改建过程。部分学者认为 ADM 移植 4~6 周后,ADM 的降解与成纤维细胞分泌的基质数量达到动态平衡,支架不再降解,ADM 被视为自身组织,残余含量在 75%~80%。术后 6 个月,新生的成纤维细胞、血管和胶原纤维贯穿于 ADM 中,原有的弹性纤维仍有保留。ADM 在移植后的最初 6 个月内不断被改建,面积不断缩小,余下的 6 个月内保持一个稳定的数量,不再有明显变化。多数学者认为 ADM 在体内逐渐被降解替代,最终完全替换为自身组织或相似组织,这一过程时间长短不一,为 2~8 个月。这两种替代方式在体内均有可能,只是随着植入部位的不同会有不同。

其转归机制类似于组织再生而有别于瘢痕形成。组织再生需有 3 个关键因素:具有生物活性的致密支架以支持再生愈合过程,支架内适的生长因子以促进细胞分化、成熟和迁移,细胞对生长因子和生物学刺激的反应能力。ADM 内含有的大量精氨酸-甘氨酸-天冬氨酸(Arg-Gly-Asp,RGD)三肽序列,是许多细胞膜的黏附蛋白共同的识别标志,在介导细胞与基质、细胞与细胞之间黏附方面起着非常重要的作用。ADM 支架植入后通过出血与止血过程,血小板激活系统触发生长因子和其他形态生成素释放,使其浸透沉积于胶原纤维之间。与此同时,被 RGD 三肽序列引导的可被成纤维细胞表面的整联蛋白受体识别的特殊的细胞黏附蛋白亦进入支架。通过黏附位点和蛋白酶的相互作用,成纤维细胞向支架迁移。在支架内,成纤维细胞一方面合成以胶原纤维为主的细胞外基质和细胞因子以增加支架活性,另一方面释放胶原酶等分解基质,同时与血管的形成相辅相成。在微环境的多种因素作用下,成纤维细胞重塑支架,使其转变为与受损前原始组织具有同样功能的组织。Buinewicz 等观察到,ADM 并非停留于基质状态,而是随应用部位的不同被改建为适宜的组织。

成纤维细胞移入 ADM,使 ADM 具有细胞活性,更加接近生理状态,可对移植环境做出反应;成纤维细胞可间接促进表皮细胞的生长、分化和基膜形成,提高 ADM 的成活率;成纤维细胞分泌的细胞因子可修饰 ADM 表面,提高 ADM 诱导创周血管内皮细胞向内移行的能力,促进血管化。成纤维细胞明显加快 ADM 的血管化过程,而 ADM 内的毛细血管为成纤维细胞的运动提供了动力,可促进原有胶原的吸收,并转运胶原降解后的组织废物,参与组织改建。

基质金属蛋白酶(matrix metallo protease,MMP)是细胞外基质改建的基础酶家族。MMP-1 是降解 I 型胶原的主要酶。成纤维细胞迁移入 ADM 支架并在胶原纤维上爬行,受到 I 型胶原的刺激释放出 MMP-1。MMP-1 裂解 I 型胶原为可被进一步降解的明胶,直接参与 ADM 支架结构蛋白的再塑形。MMP 的重要功能还在于分解细胞迁移的细胞外基质障碍物。通过裂解 I 型胶原等,MMP 提供利于细胞迁移的物质,增加细胞与基质的亲和力,使支架周边的角质细胞沿着胶原纤维向中央爬行,实现上皮化覆盖创面。将天然组实验鼠成纤维细胞和 MMP-2 缺乏组实验鼠成纤维细胞分别置于 ADM 基膜面适度孵育 20 d 后发现,天然组浸透和降解 ADM 的能力显著优于 MMP-2 缺乏组,即 MMP-2 在这一过程中作用更明显。

6)ADM 的分类:根据皮肤组织来源,可将 ADM 分为同种异体 ADM 和异种 ADM。根据 ADM 的形态可分为补片型及注射型。前者可用于覆盖创面、修复体表组织缺损,后者则主要用于对深部组织缺损进行填充。根据 ADM 的胶原分子结构还可分为交联型与非交联型。前者分子结构致密,外形稳定,适用于组织填充塑形,后者因宜于受体组织再生重建,主要用于上皮组织修复。

7)ADM 的产品:自 1994 年美国 Life-Cell 公司推出第一款源自人类真皮组织的 ADM 产品(Alloderm®)以来,有不同公司源自于人、猪、牛真皮组织的 ADM 产品相继问世并应用于临床,如 AlloMax、FlexHD、Strattice、Surgimend PRS 等。虽然制造商努力去除所有细胞及抗原成分,仅保留原有的细胞外基质(extracellular matrixc,ECM),但不同公司的产品在强度、厚度等方面具有差异。Carruthers 等研究表明,虽然 Allomax® 与 Alloderm® 两种产品均来自人类尸体皮肤,但其生化成分不完全一致,可能引起不同的宿主抗移植物反应;前者含有更多的可溶性蛋白,去细胞化更彻底。Sandor 等研究结果发现,Allomax® 的强度较 Alloderm®差。

8)ADM 在临床中的应用:ADM 已被广泛应用于各外科领域,主要有烧伤科(严重烧伤、各种急慢性创面修复重建)、整形外科(瘢痕修复、隆乳术、各种先天性和后天性缺损、凹陷的填充)、乳腺外科(乳腺重建)、耳鼻喉外科(创面修复、鼓膜穿孔、鼻中隔穿孔、黏膜缺损、酒渣鼻、声带麻痹)、口腔颌面外科(口腔黏膜缺损、腮腺重建、腭裂、口腔肿瘤切除后修复、前庭沟加深术、浅表脉管畸形切除)、其他外科领域(手外科、骨、软骨、腹壁、眼部、疝修复、泌尿再造、阴道再造)等方面。

9)目前存在的问题:目前 ADM 主要存在以下问题。①只是暂时的皮肤组织替代物;②具有一定的免疫原性;③血管再生缓慢;④对细胞的黏附和迁移较差,导致上皮化缓慢;⑤缺乏正常皮肤的毛囊、汗腺以及黑色素细胞、朗格汉斯细胞(Langerhans cells)等成分,不仅在外形、韧性和机械性能等方面明显低于天然皮肤,而且在功能上与正常皮肤有较大的差距,如皮肤的屏障功能、免疫功能、物质及能量交换功能等方面;⑥具有传播疾病的风险;⑦异体 ADM 取自尸体皮,来源有限,价格昂贵,限制了其临床应用。

2.2.1.4 自体真皮组织支架

(1)变性的自体真皮　由于包括脱细胞真皮基质(ADM)在内

的异源性支架材料常常存在免疫原性且价格昂贵，因此在大面积深度烧伤患者的治疗中，变性的自体真皮就成为一个较为理想的真皮替代物。

变性的自体真皮是指，在深二度烧伤和混合烧伤中，存在一种没有全层坏死的特殊真皮组织，此类组织中可见细胞新陈代谢障碍、细胞功能低下、形态学改变等一系列变化。但在局部环境改善后，具有逆向恢复至正常形态和功能的特点，人们通常把这部分没有完全坏死的真皮称为变性真皮。也就是说，这部分变性真皮在切削痂或磨痂时可以保留下来，再在其上移植适当厚度的断层皮片，就成了一个全厚度的皮肤，从而部分解决了供区皮源不足的问题。有研究表明，深二度烧伤皮肤（deep second-degree burn skin，DBS）具有可向正常真皮形态和功能恢复的特点。

黄晓元等报道烧伤后变性真皮为玻璃样变性。范鹏举等在动物实验中发现浅削痂后创面表层存在变性及坏死组织，大量炎性细胞浸润，胶原纤维肿胀增粗、变性，且变性程度与距表层距离成反比。肉眼可见烧伤后变性真皮呈白色，位于黄色坏死痂皮之下。将其离体改造成真皮替代物即深二度烧伤真皮基质（deep burn dermal matrix，DBDM），用于修复大面积深度烧伤创面，不仅能克服异体真皮替代物存在的免疫原性等缺陷，而且来源丰富、价格低廉。但烧烫伤中变性真皮的再利用工作还在研究之中。

保留变性真皮与自体皮移植相关实验：刘英等在保留变性真皮覆盖自体皮的深二度烧伤动物实验中发现，大鼠自体皮覆盖变性真皮后3周，表皮厚度及形态逐渐接近正常，出现明显角化带，透明层、颗粒层、生发层渐清晰，真皮组织中乳头层及网状层逐渐增厚，毛囊、皮脂腺逐渐减少，萎缩。移植部位胶原纤维条索密度逐渐增大，纤维束增粗接近融合。宋先邨等报道动物实验中保留变性真皮自体皮移植修复愈合2个月鼠皮抗拉强度、应变与正常鼠皮抗拉强度、应变几乎没有差别。在大面积深度烫伤患者的治疗中，切痂手术中也有过保留较厚的变性真皮，经过间断切开处理后在其表面移植大张薄中厚或中厚皮片，缝合固定并加压包扎，早期进行功能锻炼,对预防瘢痕挛缩有显著作用。

(2) **脱细胞的变性自体真皮** 脱细胞真皮基质(ADM)已经应用于临床治疗,深二度烧伤变性真皮(DBDM)可以作为一种ADM的替代物。姜笃银等在研究中,将脱细胞真皮基质(ADM)与同样条件下脱细胞处理后的变性真皮(DBDM)在微观结构、理化性质、组织相容性及构建复合皮肤修复深度烫伤创面中的效果等方面都做了较为全面的比较,实验的组织学观察结果显示,经处理后DBDM中细胞、皮脂腺、毛囊及血管均可以被去除,胶原纤维结构紊乱、增粗,残留较多空隙。胶原纤维可为细胞生长提高良好的支架,而空隙的存在也有助于细胞的进入,从而促进创面修复。复合皮移植术后2周时,各DBDM胶原染色变浅,排列较规则,各实验大鼠比较无明显统计学差异,显示了变性胶原向正常结构恢复的潜力。DBDM中的蛋白质发生了变性,结构松散,易于被蛋白酶降解,但是经过控制消化液和磷酸盐缓冲液(phosphate buffered saline,PBS)对真皮支架的洗脱、振荡和漂洗的浓度、强度和时间,可以很好地避免真皮支架被降解。复合皮移植实验结果显示,实验组创面愈合率接近对照组创面愈合率,可以认为脱细胞处理后的DBDM同样能够作为创面真皮支架。

(3) **自体瘢痕"真皮"** 瘢痕是人体组织损伤修复的产物,表现为外观形态和组织病理学的改变,常合并瘙痒、疼痛等症状,严重者甚至出现挛缩、牵拉周围组织等情况,影响患者的日常生活。临床上行瘢痕整复时,切除的瘢痕组织常被遗弃。韩军涛等以患者自体的断层瘢痕组织为真皮支架,其上移植自体刃厚皮,构建一种新型复合皮用于临床。该技术在矫正瘢痕挛缩畸形的同时,有效地避免了正常供皮区的二次损伤,为大面积烧伤患者的后期治疗提供了新方法。自体瘢痕"真皮"具有以下特点:①取材容易,制备简单,费用低;②无伦理限制;③组织结构与正常真皮相似;④离体时间短,瘢痕基质内的毛细血管可迅速与创基的新生血管再通,利于复合皮成活;⑤瘢痕表皮回植于瘢痕真皮供区,术后外观无明显改变,二次损伤轻。此外,在正常供皮区奇缺时,以厚瘢痕组织为供区,可多次重复切取制备较大面积的复合皮。

（宗宪磊　姜笃银）

2.2.2　人工合成的真皮替代物

构建人工合成的真皮替代物主要有两种策略：第一，在多孔生物材料支架的基础上引入（干）细胞、生物活性因子等，在体外构建出具有生物活性的人工组织/器官后植入体内完成组织的修复或替代；第二，在体外构建出合适的多孔生物材料支架，直接植入体内参与构建局部微环境，通过原位诱导组织长入调动机体细胞潜能以完成组织修复。第一种策略以构建活性真皮替代物为目标，几乎所有步骤都在体外完成，质量控制元素多，过程复杂；第二种策略专注于通过生物材料支架的构建及改性研究来充分调动机体自身的修复功能，而不涉及与体外细胞培养相关的生物学问题，理论上讲具有相对较高的生物安全性。因此，按照是否含有细胞成分，人工合成的真皮替代物又可大致分为无细胞真皮替代物和含细胞真皮替代物两大类。前者的代表为 Yannas 和 Burke 等研制的双层人工皮肤 Integra® 真皮再生模板、日本的 Pelnac® 敷料和国内的兰度人工真皮产品。而后者的代表是 Advanced Tissue Science 公司生产的 Dermagraft®。无论体外还是体内策略，目标是一致的，即实现创面高质量的修复甚至是再生性修复。其中，生物材料支架扮演着基础性的作用。无论是天然的还是人工合成的生物材料支架，其理想化的构建模式应符合如下条件：①具有相互连通的三维多孔结构，为细胞的长入、营养物质与代谢产物的转运提供便利；②具有良好的生物相容性和生物可降解性，且降解速率与新生组织生成的速率相匹配；③合适的表面化学结构，有利于细胞的黏附、增殖及分化；④具有与待植入部位的目标组织相匹配的机械强度。其次，种子细胞是组织工程研究的另一个重要方面。通过将活性细胞引入替代物的构建和损伤修复过程，这些细胞可以直接或间接参与创面修复。尤其是干细胞被认为是再生医学的基础，关于干细胞定向诱导分化、皮肤附属器再生、活性皮肤替代物构建等正是目前的研究热点。

2.2.2.1 无细胞真皮替代物

以 Integra® 真皮再生模板为例,其外层成分薄硅胶层,类似于表皮,具有防止水分蒸发和抗感染的作用,内层材料为 2 mm 厚的由戊二醛交联牛胶原与 6-硫酸软骨素形成的海绵状多孔网状结构,可诱导创面成纤维细胞长入并分泌细胞外基质来形成新的真皮结构。其通常的使用方法为二步法,即用 Integra® 移植覆盖创面 2~3 周后,通过移植超薄自体皮替代硅胶层而实现全层皮肤修复。在临床研究中,应用 Intrgra® 移植后 7 d~2 年内的一系列活体组织检查显示,有完整的呈乳头状和网状的真皮组织形成且无瘢痕增生。目前,Integra® 在国外已较为普遍应用,并成功用于治疗大面积三度烧伤。

这类替代物通过提供诱导组织长入的三维多孔结构,在皮肤重建中具有重要的作用,是真皮再生的模板,可有效减少瘢痕过度增生并控制挛缩,提高创面愈合后皮肤的弹性、柔软性及机械耐磨性。三维结构是组织工程真皮替代物作为"真皮再生模板"的基本要素之一,并为血管、细胞的顺利长入提供重要的支撑作用。三维多孔结构是组织工程支架的重要参数指标。目前对支架三维结构的物理学评价主要集中在孔径、孔隙率以及孔与孔之间连通性等方面。新近的研究表明在孔径尺寸的认识上存在较大的争议。理论上认为,对某种特定成分的支架而言,应该存在一个最适孔径的问题。以胶原基支架为例,传统观点认为真皮支架的最适孔径在 80~150 μm。然而毛志刚等研究认为,较之 200 μm 和 1 000 μm 的胶原支架而言,孔径为 500 μm 的支架更有利于细胞的长入和功能的表达;理论上认为,电纺材料因为其孔径过小(纳米级)而不适合细胞的长入,有学者将角质形成细胞和成纤维细胞(Fb)接种到电纺胶原膜片和冻干法制备的胶原膜上,结果发现电纺胶原膜片上的细胞具有更大的活性和迁移性,且接种有细胞的电纺胶原膜还具有更好的抑制创面收缩的作用。

除了胶原材料以外,还有不少研究者对高分子聚合材料支架的孔径问题进行了许多有益的探索。例如,Lee 等采用丙交酯与乙交酯的共聚物（PLGA）材料构建了 3 种不同孔径（212～250 μm、250～300 μm、355～500 μm）的组织工程皮肤支架，观察到含有 3 种孔径的支架和双层孔径（212～250 μm、355～500 μm）的支架较单一孔径（250～300 μm）的支架更适合人真皮 Fb 的生长；Druecke 等也构建了 3 种不同孔径的支架（250～300 μm、75～212 μm、20～75 μm），其中最大孔径的支架更有利于细胞和血管的长入。韩春茂课题组曾将电纺 PLGA 膜植入 SD 大鼠皮下，7 d 后取材，发现有大量的细胞长入材料中并有大量的 ECM 成分形成，且血管结构亦较丰富。Woo 等认为，纳米级孔径的材料可以模拟 ECM 的纤维结构，选择性地增强蛋白（如纤维粘连蛋白、玻连蛋白）沉积，从而促进细胞的黏附。这可能是电纺材料更利于细胞黏附、迁移的原因之一。

另外，还有学者认为，ADM 与 ECM 的结构最相近，是最有应用前景的真皮替代物，然而 ADM 的实际应用并不理想，不得不依靠打孔来提高其成活率。作者也曾做过桀亚真皮皮下埋植实验，连续观察 3 周仅见桀亚真皮周围很薄的一层有细胞长入，其内部则是大片均质红染的无细胞结构，提示细胞在桀亚真皮周围的迁移活性不足，难以迅速将桀亚真皮"同化"。

如何解释以上诸多研究结果之间的差异？如果仅仅从孔径大小方面来解释，恐怕很难自圆其说。实质上，支架的三维结构，例如孔径的尺寸及其分布、纤维构成以及纤维的直径均可以影响细胞的增殖、组织形成及最后的组织形态。从另一角度来说，如果上述的种种差异确实存在，那么不同三维结构又是如何影响细胞的生物学行为呢？

三维结构与细胞黏附点的空间分布发挥了重要作用。细胞黏附点是分布于材料的表面的，可以被细胞识别、黏附的功能部位，其对细胞的黏附、增殖和伸展具有重要作用。不同 ECM 形成的三维空间结构中分布着不同角度、不同距离和不同黏附面积的细胞黏附点，这些黏附点通过形成的不同角度的桥墩样结构阵列可以调控细胞的功能和生物学行为。另外，细胞长入支架之后，与支架一起构成的局部"微环境",对细胞的功能表达亦具有重要影响。由此可见,真正影响细胞功能的直接因素不是三维结构本身,而是在三维结构内部按照一定规律排布的细胞黏附点。对一定的支架材料而言,细胞黏附点的空间分布则受到三维结构影响较大,另外,还与细胞类型、材料本身以及各种调控信息有关。

2.2.2.2 含细胞真皮替代物

Dermagraft®具有较高的生物活性,既可用于烧伤创面,又可用于皮肤慢性溃疡创面。Dermgraft®易保存,可在创面清创后立即进行移植,无病毒传染风险,结构和成分更加接近真皮成分,应用方便,网状基质可降解吸收,创面收缩和瘢痕形成较少。临床上结合自体皮片移植,在 14 d 内可完全封闭创面。

(王新刚 潘银根)

2.3 双层皮肤替代物

双层皮肤替代物是目前能获得的最高级别的组织工程皮肤,它模拟正常皮肤的结构,含有自体或异体来源的细胞成分及基质,能够调节创面愈合并有效缓解创面疼痛等。但是这种替代物由于免疫排斥、生物安全等原因,更像是具有生物活性的高级敷料,往往仅作为临时性的创面覆盖物。其代表产品是 Apligraft®,它是以牛胶原纤维为支架,在其上种植异体 Fb 和角质形成细胞,体外扩增后形成具有三维结构的细胞-支架复合物。Apligraft®最初用于烧伤早期创面的临时覆盖,现已成功用来治疗糖尿病足部溃疡、静脉淤滞性溃疡等慢性创面。Griffiths 等研究了 Apligraft®在人体急性创面上的存活转归情况,发现 6 周时 Apligraft®的异体细胞在体内 DNA 检测均为阴性,表明 Apligraft®在处理外科创面方面仅能作为临时性的生物敷料。

理论上,皮肤重建/再生的两个关键因素主要包括具有自我更新能力的表皮干细胞以完成上皮化,含有合适的细胞成分和 ECM

成分的真皮基质以尽可能地抑制瘢痕形成。目前尚无这样的皮肤替代物问世,至于研发含有皮肤附属器的组织工程皮肤(TES)则可能需要更长的时间。

(王新刚　余美荣　金荣华)

2.4　含附属器的皮肤替代物

组织工程(tissue engineering)的概念由美国国家科学基金会于1987年正式提出,这一概念也标志着损伤、缺失的组织器官修复或替代方法出现重大革新。由于皮肤结构相对简单,组织工程皮肤替代物成为组织工程领域发展较快的领域,也是最先进入商业性应用开发的较为成熟的组织工程产品。具体方法是将体外培养的功能细胞与适当的细胞外基质(ECM)相结合,然后将其移植到皮肤受损部位。在ECM逐步降解过程中,种植的细胞通过增殖分化形成了具有功能的活性皮肤组织,或者发挥趋化作用动员宿主自身正常细胞参与组织修复。目前,代表产品有Biobrane®、Integra®、Dermagraft®、Apligraft®等,在烧伤、慢性难愈性创面、溃疡及先天性皮肤畸形等疾病的治疗中取得了良好的效果。尽管如此,目前皮肤替代物的研究和产品开发还只是在应用组织工程技术修复临床简单组织缺损这条路上,仍有诸多制约其应用与发展的基本科学问题没有阐明。

首先,如何拓展种子细胞来源,加快组织特异性材料的开发以及探索复杂器官的重建等都是目前面临的难题,通过选择具有高度增殖潜能的细胞,用统一的方法对细胞进行分选,并建立完善的培养和扩增体系,将为临床皮肤缺损修复提供更加稳定的治疗手段。选择支架材料方面要在降解速率方面与新生组织更加匹配,并通过改进材料性能和技术方法上保证在短时间内获得合适的细胞支架复合物,保证移植后能快速与创面贴附,尽快完成自身增殖、分化和功能成熟。在治疗中采用加入抗生素或具有抗菌抑菌作用的生物活性物质等进一步降低移植创面的感染率。除此以外,还必须开展组织工程基础问题的研究,如工程化组织在体外或体内形成过程中的演变规律,以及这些演变规律与正常组织发育再生及创伤修复等的异同等,影响工程化组织形成与成熟过程的相关因素及作用机制等。这些问题涉及皮肤组织工程技术临床应用的有效性、稳定性和安全性。只有通过系统地阐明组织工程皮肤形成、成熟及体内转归过程中的一系列重要问题的内在机制,才能真正实现组织工程皮肤的临床应用与产业化。但不可否认的是,与传统的自体或异体组织器官移植相比,组织工程皮肤还是在一定程度上克服了供体来源不足等临床亟待解决的难题,必将为从根本上解决组织、器官缺损的修复和功能重建等问题开拓新的思路和方向。

未来的新一代组织工程皮肤应具有更全面和仿真的生理功能,在各方面都要得到进一步的提高。在产品结构上要力求具有完整的仿生表皮和真皮结构,包括血管、神经以及皮肤附属器等,以改善因血管化延迟而造成的营养支持障碍,以达到尽可能与邻近组织完整愈合,从而提高创面移植成功率和修复质量,最终使创伤部位的修复效果能与自体皮肤接近,达到改善瘢痕的美容效果。更值得注意的是,毛囊、汗腺等附属器结构主要参与皮肤新陈代谢及温度调节,在皮肤创伤修复和重建过程中又起着至关重要的作用。因此,如何建立含有皮肤附属器的更接近天然皮肤的皮肤替代物是组织工程领域亟待解决的关键问题。尤其是汗腺组织,具有分泌汗液、排泄废物、调节体温和皮肤动态平衡的作用,汗腺的缺失会导致大量汗液不能排出体外,滞留在肌肉内刺激瘢痕结缔组织增生,严重影响皮肤损伤的愈合质量。

2.4.1　含毛囊的皮肤替代物

毛囊是皮肤重要的附属器官,在皮肤的生理过程中有重要的作用。有证据表明,毛囊在减少皮肤瘢痕形成、提高皮肤创伤愈合速度和创面愈合质量方面有重要的作用;在毛囊隆突部位的毛囊外根鞘细胞中,存在有支持毛囊上皮细胞更新的毛囊干细胞,不仅在毛囊周期性生长中起重要作用,同时也是表皮自我更新的细胞来源;另外,真皮鞘细胞和毛乳头细胞在一定条件下可以互相转化,起到维持毛囊生长的作用,并显示出一些干细胞的特性,在皮肤创伤后可以转化为皮肤成纤维细胞参与或直接参与皮肤真皮组织的重建,促进皮肤愈合。因此,构建含毛囊的组织工程皮肤替代物至关重要。

发育生物学研究发现,毛囊是上皮与间充质相互作用的典型器官,在胚胎发育早期,表皮细胞向下突起形成毛钉,毛钉向下延伸、膨大形成皮脂腺的胚基,膨大处为立毛肌的胚基,进一步形成毛锥,皮脂腺、立毛肌逐渐成形,最后形成毛乳头、内毛根鞘,毛囊内有毛干形成。成熟的毛囊分为毛干、上皮根鞘、真皮鞘及毛乳头4部分。上皮根鞘紧贴毛干,由多层角化上皮细胞组成,由内向外可分为内根鞘和外根鞘,内根鞘在皮脂腺开口水平与内陷的表皮相连,类似于表皮的透明层和角化层,外根鞘的细胞类似于表皮基底层和棘层的细胞;真皮鞘及其周围的致密结缔组织是由真皮转化而来,相当于皮肤的真皮层;毛乳头细胞也是真皮源性的细胞,对于毛囊的发育生物学具有重要的作用,在体内外都可以诱导毛囊生成。目前,含毛囊组织工程皮肤的研究热点主要集中在模拟胚胎早期毛囊形成的条件,将上皮类细胞与间充质类细胞混合,经体内培养可实现毛囊的再生;另有研究是将具有诱导毛囊再生作用的毛乳头细胞与毛囊外根鞘细胞或毛囊干细胞混合后注入皮肤支架中培养,以期形成含毛囊组织工程皮肤;其中毛囊的形成,无论从数量还是所形成的毛囊结构,都不理想。早期毛囊是上皮细胞凹陷并聚集包绕成团的间充质细胞后经发育逐渐形成,而混合注入的上皮类细胞与间充质细胞接触无序,使得细胞间需相互识别后自我组织重排,由此形成的毛囊结构及大小不均。皮肤中的毛囊应是分布均匀且数量巨大,局部形成或仅有少量形成的毛囊无法起到相应的生理作用。针对已有技术所存在的问题,将组织工程毛囊均匀接种于由支架材料与细胞复合形成的组织工程真皮层中,再覆以表皮细胞,经培养后即形成含毛囊的组织工程皮肤可以克服以往混合注射所造成的皮

机制介绍

肤中毛囊数量小、不均匀、毛囊量不可控的缺点,所制备的组织工程皮肤含有表皮、真皮以及毛囊样组织结构,其中毛囊数量接近天然数量并均匀分布于人工毛孔中,毛囊在体外培养中和经移植后继续发育,形成多层的同心圆结构,内层为微囊膜所包裹的毛乳头细胞,外层为上皮类细胞;经体外培养或体内移植的皮肤最终形成含毛囊附属结构的功能性皮肤,可实现皮肤移植后的毛囊再生。另外还有研究报道利用微胶囊技术与细胞移植相结合,即将细胞包封在胶囊内,其特点是可避免免疫系统对囊内细胞的攻击,而小分子的营养物质和囊内生物活性物质及代谢产物可自由出入。

2.4.2 含汗腺的皮肤替代物

皮肤中的汗腺组织,因其具有分泌汗液、排泄废物和调节体温的作用,一旦被破坏就会导致大量汗液不能排出体外,严重影响患者的生活质量。例如在炎热气候、体育锻炼或发热等情况下,汗腺功能失调可导致高体温、脑卒中,甚至死亡。皮肤损伤(包括烧伤、战伤以及其他物理与化学等因素造成的损伤)也会导致汗腺功能受损,尽管目前我国烧伤早期救治处于国际领先水平,但令人遗憾的是存活患者皮肤多为瘢痕修复,缺乏皮肤附件如汗腺、毛囊以及皮脂腺等,因而不是真正意义上的修复与再生。目前,基于小鼠汗腺模型的研究表明在足趾垫部分存在有助于创面修复的干细胞群。然而,这些汗腺细胞修复活动的分子机制以及在重度皮肤损伤累及汗腺的情况下还能否发挥其修复功能等问题上还是未知数。在这种情况下,全层皮肤的组织结构都遭到破坏,必将涉及汗腺结构的严重损毁,难以依赖于自身细胞的分裂、增殖与分化来重建其复杂结构;而且有研究表明创面周边的正常汗腺细胞在创面修复过程中呈静息状态,因此很难使其自行趋化至创面修复已缺损汗腺的功能。汗腺的再生有助于提高损伤修复后皮肤对环境的适应能力和恢复患者的排汗功能,因此,构建含汗腺的组织工程皮肤替代物将提高创伤救治和愈合的质量,具有急迫的临床需求。

汗腺和其他皮肤附件一样是由表皮前体细胞自胚胎期分化形

成。然而，不同于已为人熟知的毛囊、皮脂腺等其他表皮衍生物，关于汗腺的研究十分有限。这有一部分原因可以归结于研究受限于不同种属之间皮肤结构和功能存在的较大差别所带来的结果差异。不同哺乳动物的汗腺发生特点非常不一致，小动物如大鼠、小鼠只在特定部位如足跖垫部，数量较少且功能较单一；大动物如犬、猪等汗腺分类构成（主要为顶泌汗腺）与功能（主要分泌大分子蛋白）均与人类相差较大，且大动物模型相对缺乏分子和蛋白水平的检测体系。目前观点为表皮来源的干细胞/祖细胞仍是最具代表性且最有希望的再生汗腺种子细胞。表皮干细胞具有多向分化性，因此更需要特殊的皮肤微环境模型来定向诱导其向汗腺分化。不同组的研究均发现，汗腺的发生有赖于表皮基底膜区的生理性稳定与真皮表皮间的相互作用，其中细胞外基质的改建是重要因素之一。细胞外基质成分作为功能活性区域，与细胞的分化紧密关联，它不仅可引导细胞表型的改变，而且可通过自身结构改建与活性变化，影响细胞的生物学行为和分化方向。另外，许多细胞因子或生长因子如表皮生长因子（epidermal growth factor，EGF）等都被证实能够影响汗腺的发生与功能。我们所在的研究小组也在汗腺发育基因表达规律、汗腺主要标志物鉴别等方面进行了前期研究。现有结果表明，汗腺细胞的增殖、分化和汗腺形态发生受到多种信号分子、生长因子和细胞外基质成分的调控。鉴于这些发现，不明区域真皮组分和生长因子在细胞外基质（ECM）可以是用于上皮细胞命运决定是至关重要的。

构建具有汗腺组织工程皮肤的初次探索是通过在体外将表皮细胞与汗腺细胞共培养，再将共培养的细胞接种于复合成纤维细胞的胶原基质并通过三维培养方式构建组织工程皮肤模型，并在模型中加入复合表皮生长因子的微球释放载体促进汗腺再生和上皮化进程，组织学检测所构建组织工程皮肤具有与天然皮肤相似的结构，在真皮浅层形成了结构类似汗腺组织的细胞密集区域，并存在大量呈汗腺细胞特异性标志阳性的细胞。这种早期策略虽取得了成功，但效率不高，并不利于转化，也远非真正意义的皮肤功能重建。近年来，随着生物3D打印等创新技术的出现，在体外可以精准模拟构建使表皮干细胞能定向分化为汗腺的微环境模型，在时间、空间上实现对汗腺再生的可控性；同时生物3D打印技术也优化了模型构建模式，使其比传统组织工程更具科学性和应用价值。

2.4.3 展望

人工皮肤替代物研究的最终目标是建立并生产出功能、外形与自体皮肤相同或相似的永久性皮肤替代物。如能实现在体外构建或预制皮肤组织，将是解决大面积皮肤缺损修复时皮源缺乏的最根本途径。尽管目前已有许多人工皮肤具有与正常皮肤相似的结构及屏障功能，应用于临床取得了一定疗效，但仍不具备完整的皮肤结构，尤其是缺乏皮肤的附属器结构和不具备皮肤的免疫功能，在功效上也远非真正意义的皮肤功能重建。构建含血管与神经支配，具有毛发、汗腺、皮脂腺等皮肤附属结构的理想人工皮肤的理念上是一个质的飞跃。随着生命科学、材料科学以及诸多相关科学的飞速发展和组织工程学研究的深入，这一梦想将有望实现，但也要认识到这是一项长期而艰巨的任务，将具有巨大的社会和经济效益与广阔临床应用及研究前景，具有划时代的意义。

（黄　沙　付小兵）

3 皮肤组织工程产品在创面治疗中的应用实例

3.1 皮肤组织工程产品创面治疗的总则

3.1.1 创面基底的准备

（1）**合理清创** 尽可能去除创面坏死组织和分泌物，使创面露出新鲜组织，创面彻底清洗洁净，使移植的皮肤组织工程产品与细胞和组织充分接触。创面基底欠新鲜或新鲜组织匮乏时，需培植新鲜肉芽后再考虑移植该类产品。

（2）**有效控制感染** 包括全身和局部感染。

（3）**复杂类型的创面的处理** 对于复杂类型的创面，比如肌腱、骨、神经外露创面，需要合理清创，权衡利弊后谨慎选择合适类型的皮肤组织工程产品；对血管外露的创面，慎用甚至禁用。

3.1.2 表皮细胞制剂使用原则

表皮细胞制剂主要包括经培养的表皮细胞膜片和表皮细胞悬液等。表皮细胞膜片用于清创后的创面覆盖，需要平展地铺在创面基底，避免皱褶和重叠；对创面进行表皮细胞悬液喷洒时，尽可能将细胞悬液充分摇匀，距离创面一定高度均匀喷洒；选择适当的敷料保护创面。可重复使用表皮细胞膜片和表皮细胞悬液。

3.1.3 真皮替代物使用原则

天然真皮和人工真皮一定程度上能弥补真皮组织的缺损，恢复组织的连续性和完整性，为修复细胞的功能趋向、新生血管的形成提供三维支架结构，发挥"模板"样引导作用。真皮重建一旦成功，用体外扩增表皮膜和自体刃厚皮覆盖创面以达创面愈合的治愈率将大大提高。真皮再生可以使修复后的皮肤达到结构重建和功能重建,从而减少瘢痕形成,提高创面愈合质量。

真皮替代物的创面移植主要包括两种方法,即一步法和两步法。所谓一步法,将真皮替代物联合自体刃厚皮一次性手术完成创面的覆盖;所谓两步法,首先第一次手术将真皮替代物移植于创面,2~3周后待真皮替代物的真皮层实现血管化后,将表面的临时表皮揭去,再通过第二次手术移植自体刃厚皮覆盖创面,完成创面的封闭和修复。目前临床上普遍采用的方法是两步法,从确保移植物成活率的角度而言是需要的,缺点是患者需要经历两次手术,且等待血管化的时间较长。

在临床操作过程中,根据创面的情况选择不同的真皮替代物移植方法。通常情况下,两步法仍是首选。除非创面基底组织非常新鲜且无感染,否则慎选一步法移植。

3.1.4　双层组织工程皮肤使用原则

双层组织工程皮肤的使用总体原则同表皮细胞类制剂,除对创面不含坏死组织、无感染因素等要求外,还适用于新鲜烧伤创面和慢性创面(如烧伤残余创面、糖尿病足慢性创面等)。

(王新刚　翁婷婷　韩春茂)

3.2　皮肤组织工程产品在创面治疗中的具体应用

3.2.1　表皮细胞类制剂的实际操作和典型病例

3.2.1.1　表皮细胞类制剂的实际操作方法

表皮细胞类制剂的核心技术是表皮细胞的获取,目前常采用酶学消化的方法,配合加温装置或振荡装置以提高细胞的获取效率。

目前具有代表性的是 ReCell 技术,国内同类产品为振德医疗用品股份有限公司开发的表皮细胞富集仪。该技术作为一项自体皮肤细胞收集、处理和移植的技术,其操作和术后护理日趋成熟,现已经广泛用于临床。

(1) ReCell 技术的基本操作流程　①将 ReCell 试剂盒放置于无菌工作台上,按照说明书要求分别配制胰蛋白酶溶液及乳酸钠溶液,加温试剂盒 3 min;②根据治疗区面积取供皮区刃厚皮片,每 1 cm² 供皮区对应 80 cm² 治疗区,每处供皮区最多取材 4 cm²;③将皮片浸入胰蛋白酶溶液中 15~20 min 使细胞分离,等待过程中对治疗区域行清创、止血、冲洗等处理;④取出皮片并置于乳酸钠溶液中中和消化酶,分离表皮和真皮,若分离困难,则再放入胰蛋白酶溶液中温浴 5 min,直到完全分离;⑤搔刮皮片基底膜两侧细胞,用乳酸钠溶液反复冲洗后过滤,收集滤液,即可得到 ReCell 细胞悬液,将其均匀喷洒于治疗区创面,若有剩余液体,可将其均匀喷洒于供皮区创面;⑥最后,用保护性敷料分别覆盖供皮区和治疗区(图 3.1)。

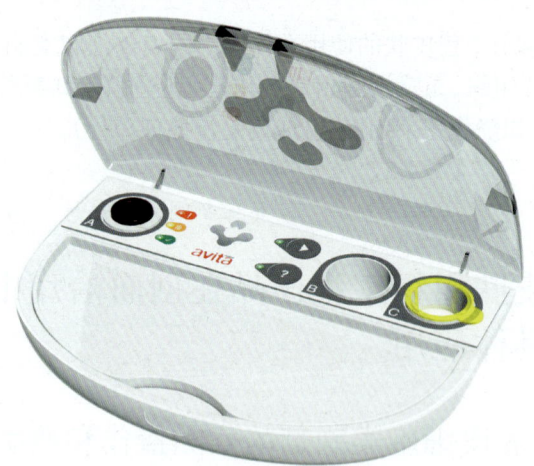

图 3.1　ReCell® 试剂盒

(2) 术后处理　①术后禁止在术区输血、输液、测血压,密切观察创面敷料有无渗液、渗血及异味,每2~3 d更换外层敷料,6~7 d去除外层敷料,根据创面愈合情况决定是否去除内层敷料;②根据治疗目的决定是否防晒;③创面愈合后适当抗瘢痕治疗,以减少色素沉着及瘢痕等。

(3) 表皮细胞类制剂的适用范围　用于大面积浅度烧伤及深二度烧伤创面、网状皮移植创面、真皮替代物移植血管化良好的创面、良好清创的糖尿病溃疡和静脉性溃疡,其他如供瓣区、肿瘤切除后的深度皮肤缺损创面、痤疮瘢痕、创伤后瘢痕、稳定期白癜风及色素异常部位等。

(4) 注意事项　操作时应严格遵守无菌操作原则;移植部位创面基底准备良好,无明显坏死组织及感染等。

3.2.1.2　典型病例

【典型病例3.1】

患儿女性,16个月。全身30%总体表面积(total body surface area,TBSA)热液烫伤,烫伤范围包括双臀、会阴、双下肢及双足。伤后48 h,左腿及左足部位行彻底清创及异种皮移植术;伤后10 d行削痂手术及异体皮移植术,随后再次清创并行Integra®真皮支架移植术。

伤后1个月左右,自患者臀部及背部取刃厚皮,按照1:3制成网皮后移植覆盖,皮钉固定。用ReCell技术获取表皮细胞悬液,并喷洒至网状皮移植后的创面,然后用Telfa® Clear非粘连敷料、凡士林油纱及普通纱布包扎,随访1个月,每周检视创面愈合情况[病例由维克森林浸信会医疗中心(Wake Forest Baptist Medical Center)提供](图3.2)。

典型病例3.1

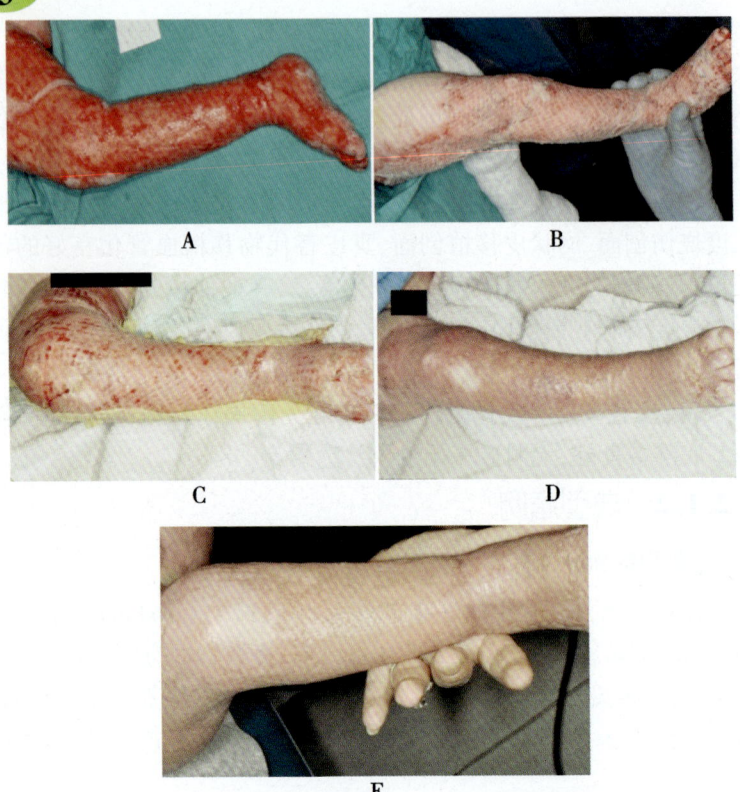

图 3.2 双下肢及双足创面移植网状皮及表皮细胞悬液疗效观察

A. 削痂后创面情况　B. 移植网状皮及表皮细胞悬液后的情况　C. 植皮术后 1 周的情况　D. 植皮术后 3 周的情况　E. 植皮术后 14 周的情况

【典型病例 3.2】

患儿男性,6 岁。左足高温固体烫伤,范围包括前脚掌、第一和第三足趾趾腹。经换药治疗,伤后 10 d 的创面清洁度有提升,但仍有很大一部分未愈合。伤后 13 d,行局部清创,用 ReCell 技术获取自体表皮细胞悬液并喷洒至患处,再用 SurfaSoft® 敷料覆盖,包扎治疗。创面逐渐愈合(病例及图片由 Winthrop Professor F M. Wood Burns Service of Western Australia, Royal Perth Hospital, University of

Western Australia,Perth Australia 提供)(图3.3)。

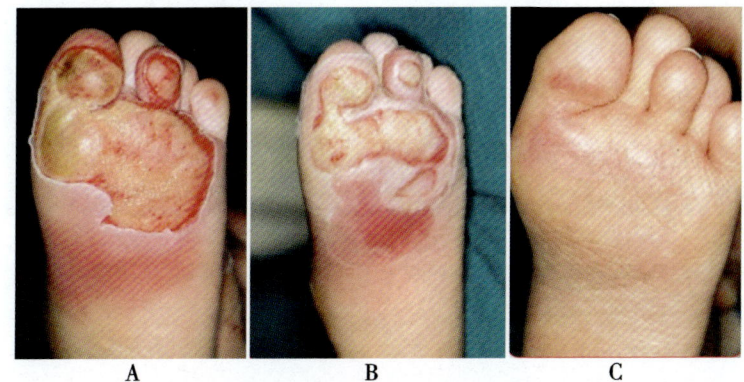

图 3.3 左足创面喷洒表皮细胞悬液疗效观察
A.伤后 4 d B.伤后 10 d C.治疗后 6 个月

典型病例 3.2

【典型病例 3.3】

患者女性,26 岁。煤气燃爆导致全身 53% TBSA 的深度烧伤,烧伤范围包括面部、双上肢、双臀、双下股等处。前期治疗措施包括液体复苏、机械通气、焦痂切开减张、削痂术和异体皮移植。该患者还发生过肺炎、高钠血症和菌血症。

图 3.4 展示的是右大腿深度烧伤创面的修复过程。伤后第 7 周,供皮区愈合后可第 3 次供皮,自患者背部取刃厚皮按照 1∶2 制成网状皮后移植覆盖右大腿创面。用 ReCell 获取自体表皮细胞悬液并喷洒至植皮区和供皮区,适当包扎治疗,创面逐渐愈合,随访 22 个月植皮区无明显挛缩发生(病例及图片由 Maricopa Medical

Center, Phoenix, USA 提供)。

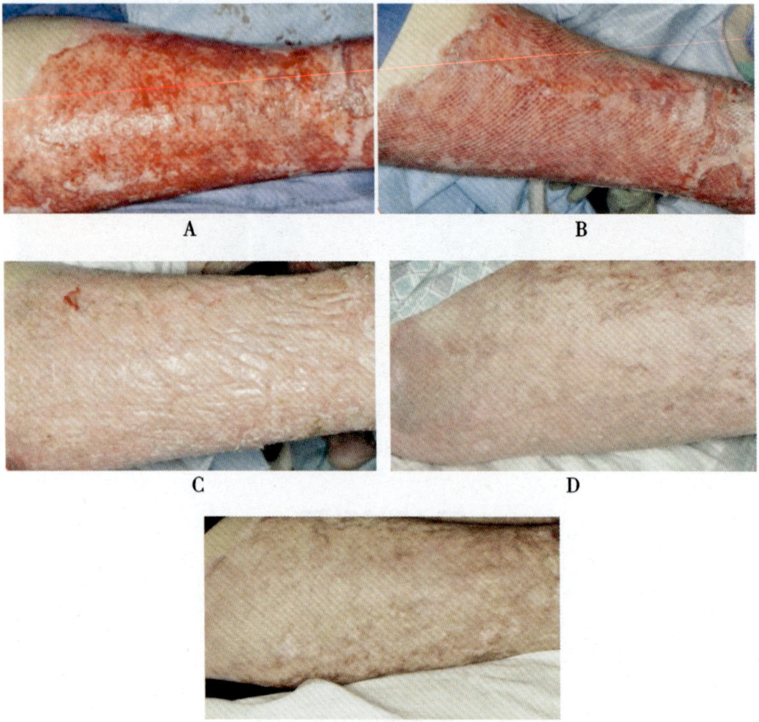

图 3.4　右大腿创面自体网皮+表皮细胞悬液移植疗效观察

A. 清创术后　B. 自体网皮+表皮细胞悬液移植　C. 治疗后 1 周　D. 治疗后 4 周　E. 治疗后 40 周

典型病例 3.3

皮肤组织工程产品在创面治疗中的应用实例

【典型病例 3.4】

患者男性,48 岁。颜面部因煤气燃爆导致深度烧伤,面积约 5% TBSA。伤后 2 d 予以湿性清创和异体皮治疗。患者伤前 12 个月诊断为临界性非胰岛素依赖性糖尿病,故予以二甲双胍和格列齐特治疗。患者伤后第 9 天接受表皮细胞悬液治疗。麻醉下患者颜面部创面用水刀清创。用电动取皮刀自患者左大腿处取厚度 0.2 mm 的刃厚皮 4 cm^2,用 ReCell 技术获取自体表皮细胞悬液并喷洒至颜面部烧伤创面。用 Telfa^{TM} Clear 非粘连纱布和普通纱布包扎治疗 5 d。经上述方法治疗后第 4 天,颜面部创面大部分愈合;第 8 天,创面 100% 上皮化,且无明显炎症反应及感染征象。随访 18 周,颜面部愈合情况仍旧很好,且无明显的色素沉着。经治医生及患者对上述治疗效果均表示满意(病例及图片由 Associate Professor GrAvita Medical Dr Isabel Jones, Chelsea & Westminster Hospital, London 提供)(图 3.5)。

典型病例 3.4

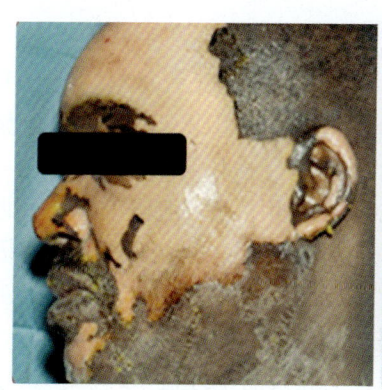

A

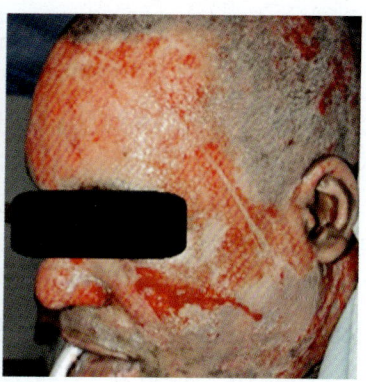

B

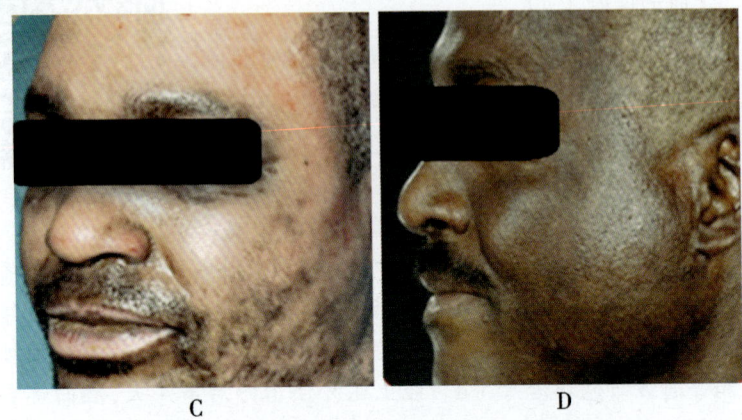

图 3.5　颜面部创面表皮细胞悬液移植疗效观察
A. 治疗前　B. 清创后　C. 治疗后 8 周　D. 治疗后 18 周

3.2.2　脱细胞真皮的实际操作和典型病例

3.2.2.1　ADM 的实际操作方法

脱细胞真皮基质(ADM)作为一种新的生物工程材料广泛应用于黏膜、皮肤缺损修复,诱导组织再生,进行软组织充填和预防腮腺术后 Frey 综合征等,是较为理想的真皮替代物和创面敷料。

(1) 脱细胞异体真皮在头皮创面中应用　脱细胞异体真皮(北京桀亚莱福生物技术有限责任公司)外观为乳白色,半透明,蜂窝状矩形组织补片,质地柔软,光滑面为基底膜面,粗糙面为真皮面。使用前应使用生理盐水冲洗 3 次,洗涤干净防腐剂。

于拟取皮区注射含 1∶20 万肾上腺素的生理盐水,应用 18 号手术刀切取刃厚皮,形成的创面适当压迫止血。无明显点状出血后,根据局部的缺损面积,选择合适的 ADM 进行修剪,大小要略大于缺损面积。用针头在 ADM 上扎数个小孔,利于排空引流液、气体,平铺于创面,用快速可吸收缝线在 ADM 边缘与头皮缝合,表面覆盖纱布,适度压迫,使 ADM 与创面紧密贴合。如术后出现头皮术区疼痛、血肿等出血征象,应及时开窗引流。术后保持术区清洁。为避免真皮干燥形成硬痂,影响头皮创面上皮化,术后 5 d 左右于真皮表面应用抗生素药膏,软化真皮促进自溶。术后 7~10 d,可观察到创面毛发生长穿透真皮,可根据情况去除真皮,此时创面多已愈合。

(康深松　姜笃银)

(2)脱细胞异体真皮在深度皮肤缺损创面中的应用　ADM 作为天然来源的真皮替代物,具有与正常皮肤最为接近的组织结构和细胞外基质成分,可为修复细胞的长入、增殖和组织新生提供支架作用,在临床上具有广阔的应用前景。目前代表性产品如美国的 Alloderm®,国内类似的产品有异体来源的桀亚真皮、异种来源的猪皮 ADM 等。因为这类替代物结构较为致密,内部孔径结构小,给组织和血管长入以及术后引流带来一定的困难,临床上常将其制备成网状,以利于提高临床治疗效率。除了常规的两步法移植修复创面外,还有不少临床工作者将 ADM 拉网后直接与自体刃厚皮进行复合移植,一步法封闭创面,也取得了较好的创面治疗效果。

1)具体操作步骤:①创面基底的准备,仔细清除创面坏死组织及变性蛋白成分,清除可能的感染灶及不良组织,创面用生理盐水→过氧化氢(双氧水)→生理盐水→聚乙烯吡咯烷酮碘(polyvinylpyrrolidone-I,PVP-I)→生理盐水反复冲洗,彻底止血,为 ADM 真皮替代物的移植创造良好的创面微环境。②将 ADM 按照创面的形状进行裁剪,保持适当的网孔结构,利于组织血管的长入和引流;若采用两步法,ADM 移植后的创面覆盖需要采用合适的保湿和抗菌敷料进行覆盖和包扎;术后禁止在术区输血、输液、测血压,密切观察创面敷料有无渗液、渗血及异味,每 2 d 更换敷料,3~4 周后视 ADM 血管化情况予以自体刃厚皮或网状皮移植术;也可采用负压封闭引流(vacuum sealing drainage,VSD)材料覆盖 ADM 移植后的创面,可大大减少局部积液及感染的风险,减少换药次数,提高患者的舒适度,需要每天观察引流管的通畅及引流液的量和性状,每

5~7 d更换负压材料,2~3周后即可行二次手术,用自体皮移植封闭创面。③若采用一步法移植,需要对ADM进行充分的打孔或制成网状,植入创面后保持网孔处于合适的张开状态,移植的自体皮可适当打孔;复合移植后的创面推荐使用VSD负压材料覆盖,薄膜封闭,以便于固定移植物及渗液的管理。

2) ADM适用范围:适用于深度皮肤缺损或合并一定的深部组织如骨、肌腱等外露且无明显感染的创面。对于颈部、肩部及大关节周围的深度皮肤缺损创面,ADM真皮替代物移植修复的远期效果(抗瘢痕挛缩)可能更优。

3) 注意事项:①操作时应严格遵守无菌操作原则;②移植部位创面基底准备应彻底,对仍存在坏死组织难以清除或间生态组织的创面,可采用多次扩创治疗,待创面条件成熟后再考虑ADM移植修复;③对合并深部组织(如骨、肌腱、神经等)外露的复杂创面,需要仔细评估外露组织周围软组织的新生程度和再生能力,对大范围的深部组织外露创面,ADM移植需要慎用;④对大血管尤其是动脉外露的创面,慎用甚至禁用;⑤感染创面或细菌量大于$10^5/g$,应禁用。

3.2.2.2 典型病例

【典型病例3.5】

患儿男性,7岁。①观察单位:河南省人民医院。②临床诊断:头皮取皮后新鲜创面。③创面面积:5 cm×8 cm。④治疗方法:创面即可应用ADM覆盖,7 d愈合(图3.6)。

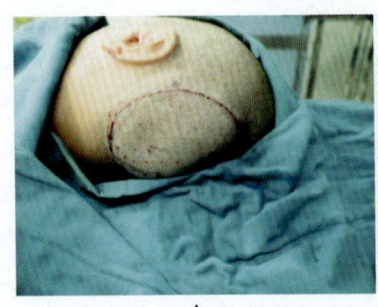
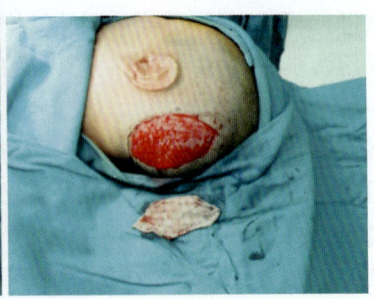

A   B

皮肤组织工程产品在创面治疗中的应用实例

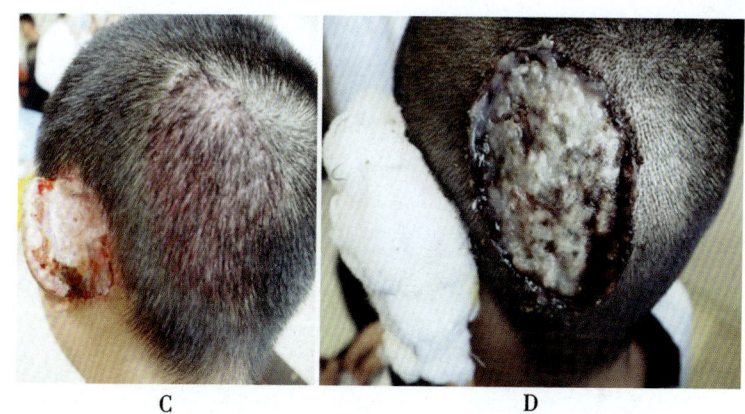

图 3.6　头皮取皮后新鲜创面应用 ADM 覆盖疗效观察
A. 术中取皮术前　B. 取皮术后即刻　C. 术后 4 d　D. 术后 9 d

（康深松　姜笃银）

【典型病例 3.6】

患儿女性,8 岁。①观察单位:河南省人民医院。②临床诊断:头皮取皮后新鲜创面。③创面面积:5 cm× 8 cm。④治疗方法:创面即可应用 ADM 覆盖,8 d 愈合(图 3.7)。

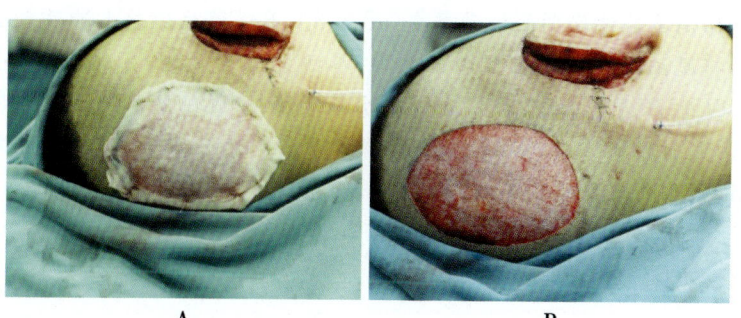

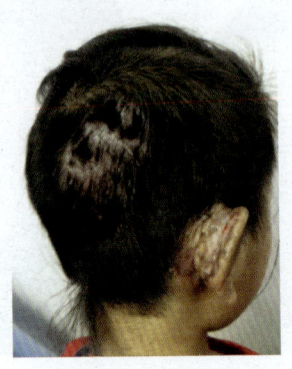

C

图 3.7　头皮取皮后新鲜创面应用 ADM 覆盖疗效观察
A. 术中取皮术后即刻　B. 术后 ADM 覆盖创面　C. 术后 2 周

（康深松　姜笃银）

【典型病例 3.7】

患儿男性,6 岁。①观察单位:南昌大学第一附属医院。②临床诊断:开水烫伤躯干等处,混合二度,5% TBSA。③局部创面面积:32 cm ×25 cm。④治疗方法:入院第 2 天,在创面局部麻醉下,创面消毒后清除创面松动腐皮(图 3.8A、B),温生理盐水冲洗创面后将脱细胞真皮基质敷于创面上,尽可能黏附紧密,不留空隙(图 3.8C),压力适中,术后隔日更换纱布外敷料,脱细胞基质干燥黏附良好,拆除基质前一天采用磺胺嘧啶银霜剂包裹基质,12 d 拆除外敷料,创面在基质下基本上皮化(图 3.8D)。

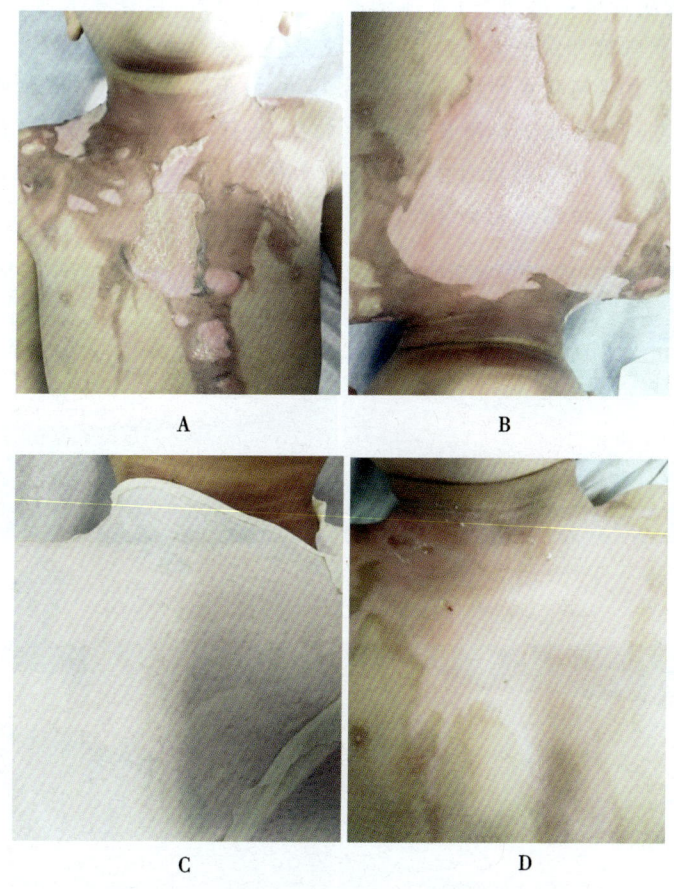

图 3.8　躯干部创面脱细胞真皮基质覆盖疗效观察
A. 躯干部混合二度烫伤,5% TBSA　B. 清除创面松劲水疱皮
C. 脱细胞真皮基质覆盖于创面　D. 术后 12 d 创面愈合

【典型病例 3.8】

患者男性,52 岁。①观察单位:浙江某医院烧伤科。②临床诊断:左足、左小腿皮肤撕脱伤伴皮肤坏死。③创面情况:伤后 33 d,基底肉芽组织生长尚可,足背及踝关节前方肌腱外露。④治疗方

法:彻底清除坏死组织+负压治疗,待创面新鲜,肉芽生长可,伤后33 d于肌腱外露创面行脱细胞真皮基质(桀亚真皮)移植术,其余创面用自体网状皮移植覆盖;伤后45 d,打开负压材料,见脱细胞真皮基质与基底组织贴附良好,颜色转红,遂行二次网状皮移植;伤后52 d去除负压见移植自体网状皮基本存活;伤后60 d随访,脱细胞真皮移植区域创面完全愈合(图3.9)。

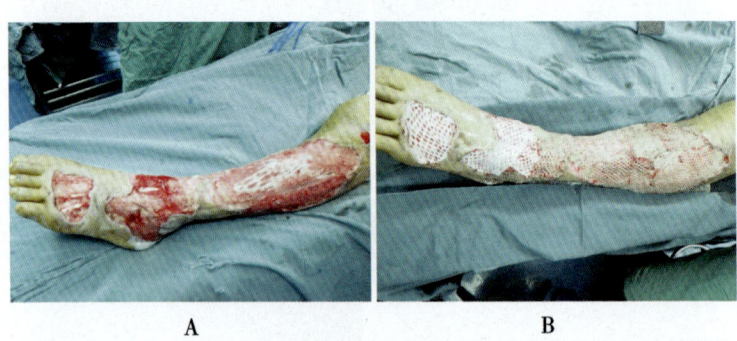

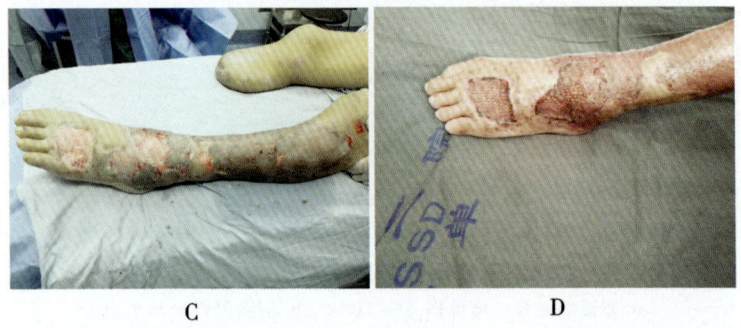

图3.9　左足、左小腿创面脱细胞真皮基质覆盖+自体网状皮移植疗效观察
　　　A.伤后33 d(植皮前)　B.伤后33 d(植皮后)　C.伤后45 d,脱细胞基质颜色转红　D.伤后60 d,创面愈合情况

(岑航辉　王新刚)

【典型病例3.9】

患者男性,57岁。①观察单位:浙江大学医学院附属第二医院。②临床诊断:左足背脱套伤;左足多发骨折。③治疗方法:患者伤后第6天足背部分皮肤脱套、发黑坏死(图3.10A),遂行左足深部扩创手术,见深部较多血凝块,仔细清除坏死组织、血凝块及其他不良组织后,第4~5伸肌腱外露,第5跖骨部分外露(图3.10B),予以负压引流1周,创面基底肉芽新鲜,但伸肌腱仍外露(图3.10C),予以行脱细胞真皮基质(桀亚真皮)覆盖(图3.10D),负压治疗2周后见网孔内肉芽组织生长良好(图3.10E),将网状刃厚皮移植覆盖创面,负压治疗5 d后打开见刃厚皮全部成活(图3.10F)。随访11 d,足背创面愈合良好,局部外观平整(图3.10G),继续抗瘢痕药物治疗。

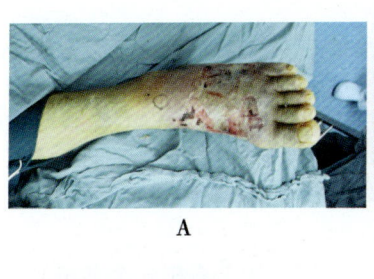

A

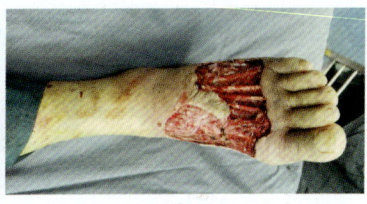

B

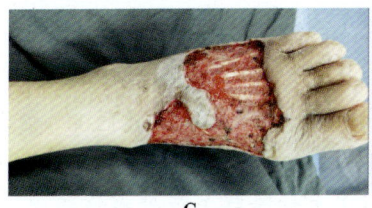

C

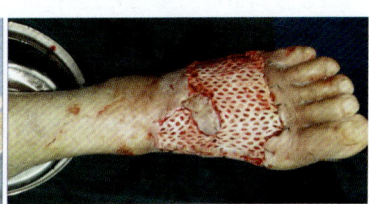

D

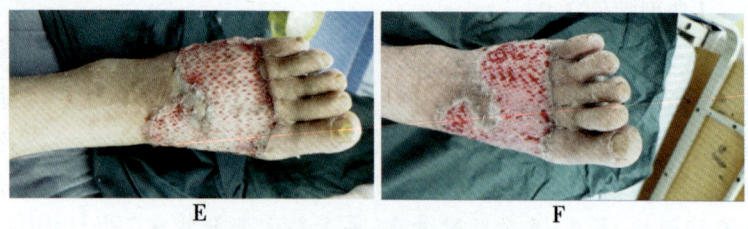

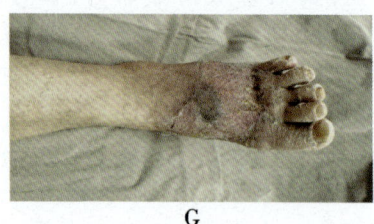

图3.10　左足背脱套伤创面脱细胞真皮基质(桀亚真皮)+自体网状皮移植疗效观察

A.伤后第6天伤口外观(扩创前)　B.伤后第6天手术后伤口外观(扩创后)　C.伤后第13天伤口外观　D.脱细胞真皮基质移植后外观　E.负压治疗2周后伤口外观　F.刃厚皮移植后第5天伤口外观　G.刃厚皮移植后第16天创面愈合情况

（王新刚　余朝恒）

【典型病例3.10】

患者男性,38岁。①观察单位:郑州大学第一附属医院。②临床诊断:胸背、会阴、四肢烧伤后瘢痕挛缩畸形。③局部关节处创面面积:12 cm×10 cm。④治疗方法:手术切除膝关节处瘢痕组织,松解挛缩,创面即刻应用异体ADM覆盖,边缘缝合固定,于头皮取刃厚皮片覆盖移植于异体ADM上,多层纱布打包加压包扎,术后2周复合皮成活良好,修复效果佳(图3.11)。

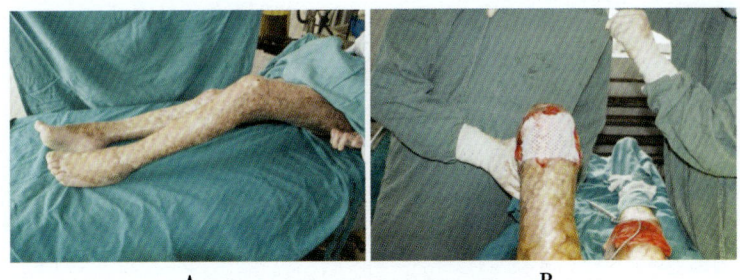

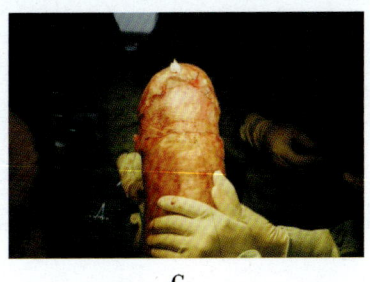

图 3.11　刃厚皮片覆盖移植于创面异体 ADM 上疗效观察
A. 双膝关节术前　B. 术中移植 ADM 支架　C. 创面复合皮移植修复后

（姜笃银　张基勋）

【典型病例 3.11】

患儿男性,14 岁。①观察单位:山东大学第二医院。②临床诊断:右足背部烧伤后瘢痕挛缩畸形。③局部创面面积:15 cm× 14 cm。④治疗方法:手术切除足背部瘢痕组织,彻底松解挛缩,创面即刻应用异体 ADM 支架覆盖,边缘缝合固定,封闭式负压吸引装置覆盖于异体 ADM 上,2 周后 ADM 支架材料成活,肉芽新鲜,创面血运良好,取股外侧薄中厚皮片覆盖移植于异体 ADM 创面上,术后 2 周复合皮成活,瘢痕畸形修复效果良好(图 3.12)。

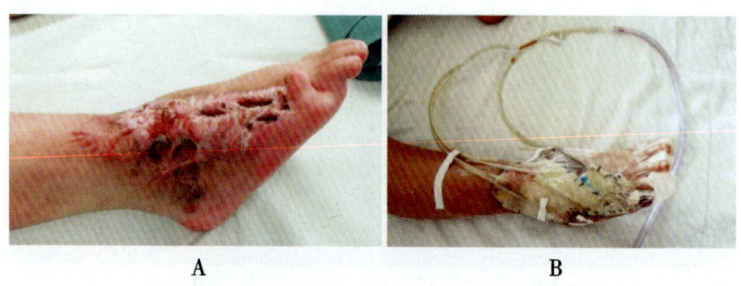

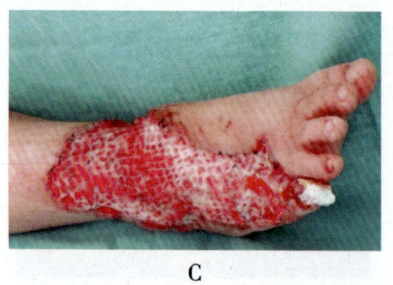

图 3.12　创面一期移植 ADM 后负压吸引疗效观察
　　A. 术前右足背瘢痕畸形　B. 一期移植 ADM 后负压吸引治疗
C. 一期 ADM 支架成活后外观

【典型病例 3.12】

患者男性,41 岁。①观察单位:江苏省泰州市第四人民医院。②临床诊断:面颈部和双上肢乙炔火焰烧伤,21% TBSA,深二度至三度烧伤创面主要集中在双上肢。③局部手术创面面积:18 cm×15 cm。④治疗方法:伤后第 2 天清洁双上肢创面(图 3.13A),削痂(保留脂肪组织和少许变性真皮),关节部位行异体 ADM 移植(图 3.13B),其上覆盖自体头皮超薄皮片(图 3.13C)。术后 14 d 首次换药,移植皮片全部成活;术后 4 周,复合皮已具有相当的组织弹性(图 3.13D);术后 21 周随访,复合皮色质和弹性接近正常皮肤,关节屈伸功能保持正常,修复效果良好。

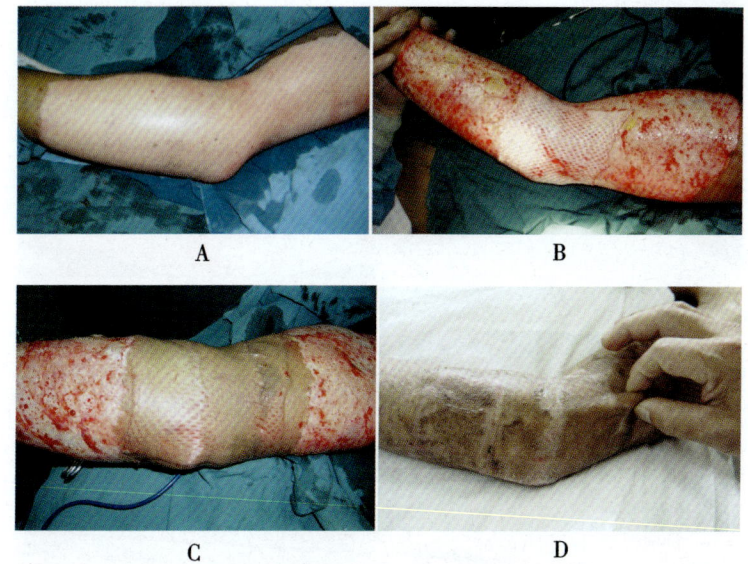

图 3.13 面颈部和双上肢创面异体 ADM+头皮超薄皮片复合移植疗效观察
A.伤后第 2 天烧伤创面 B.削痂创面上移植异体 ADM C.异体 ADM+头皮超薄皮片一步法复合移植术中 D.术后 4 周复合皮弹性良好

(姜笃银 张基勋)

【典型病例 3.13】

患者男性,47 岁。①观察单位:南京医科大学第二附属医院。②临床诊断:全身多处大面积烧伤,87% TBSA,深二度至三度烧伤,创面主要集中在四肢。③局部手术创面面积:20 cm×14 cm。④治疗方法:患者伤后第 36 天右下肢开始溶痂(图 3.14A),遂行双上肢和右下肢切痂植皮手术,将异体 ADM+自体超薄断层皮片一步法复合移植于膝关节伸侧(图 3.14B、C)。术后 10 d 首次换药,复合皮完全成活;术后 4 周成活的复合皮因充血而表面潮红,组织弹性和耐磨性差,易溃烂(黑色银敷料处),出现瘢痕增生(图 3.14D);术后 106 周随访,复合皮部位有散在瘢痕增生,多见于 ADM 或自体超薄皮片拼接处。

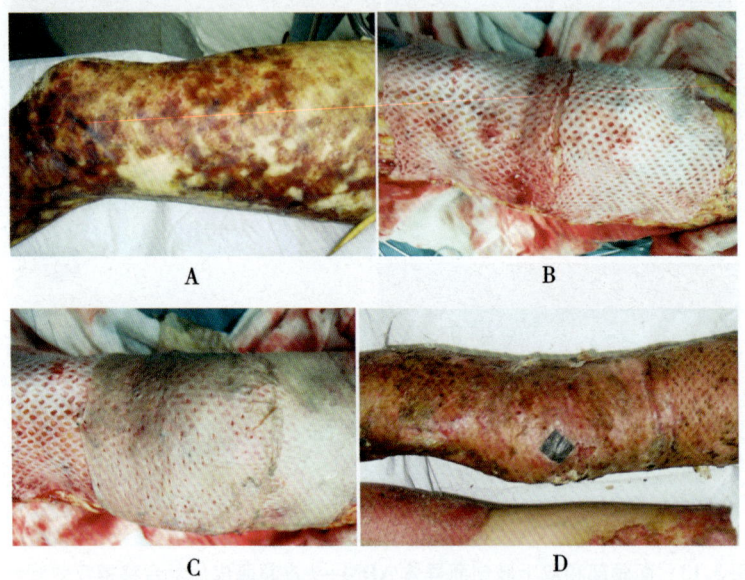

图 3.14　创面异体 ADM+自体超薄断层皮片复合移植疗效观察

A. 伤后第 36 天创面溶痂　B. 切痂创面上移植异体 ADM　C. 在 B 图基础上一步法复合移植自体超薄断层皮片　C. 复合皮术后 4 周　D. 复合皮术后 106 周

（姜笃银　张基勋）

【典型病例 3.14】

患者男性，38 岁。①观察单位：中国人民解放军空军军医大学西京医院。②临床诊断：全身多处大面积烧伤。③局部手术创面面积：12 cm×10 cm。④治疗方法：患者伤后第 7 天行右上肢切痂植皮手术，将异体 ADM+自体超薄刃厚皮片复合移植于创面（图 3.15A）。术后第 5 天首次换药，复合皮表皮红润，网孔内 ADM 苍白（图 3.14B）；术后 2 个月复合皮完全成活，皮片表面光滑，接近正常肤色，无不适感（图 3.15C）。

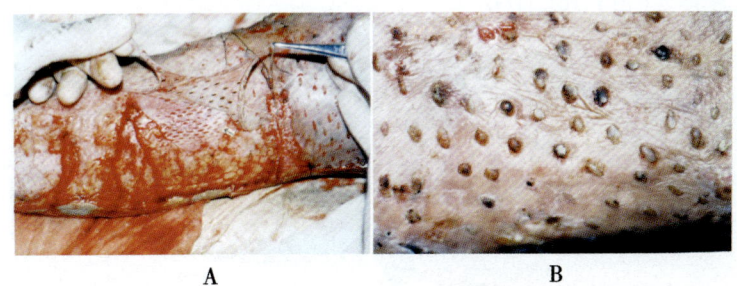

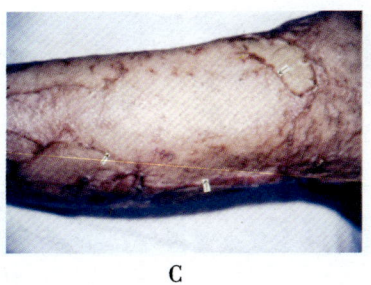

图 3.15　创面异体 ADM+自体超薄刃厚皮片复合移植疗效观察
　　A.伤后第 7 天,异体 ADM+自体超薄刃厚皮片复合移植　B.术后第 5 天　C.术后 2 个月

（姜笃银　张基勋）

【典型病例 3.15】

患者女性,23 岁。①观察单位:中国人民解放军空军军医大学西京医院。②临床诊断:全身多处大面积烧伤,60% TBSA。③局部手术创面面积:8 cm×14 cm。④治疗方法:患者伤后第 8 天行右前臂近肘关节处行创面切痂植皮手术,将异种(猪)ADM+自体超薄刃厚皮片复合移植于创面（图 3.16A）;术后第 14 天,复合皮完全成活,术后第 36 天观察外形良好（图 3.16B）;术后 42 周时,复合皮移植处表面平坦,接近正常肤色,无不适感,修复质量可,与自体中厚

皮片接近(图 3.16C、D)。

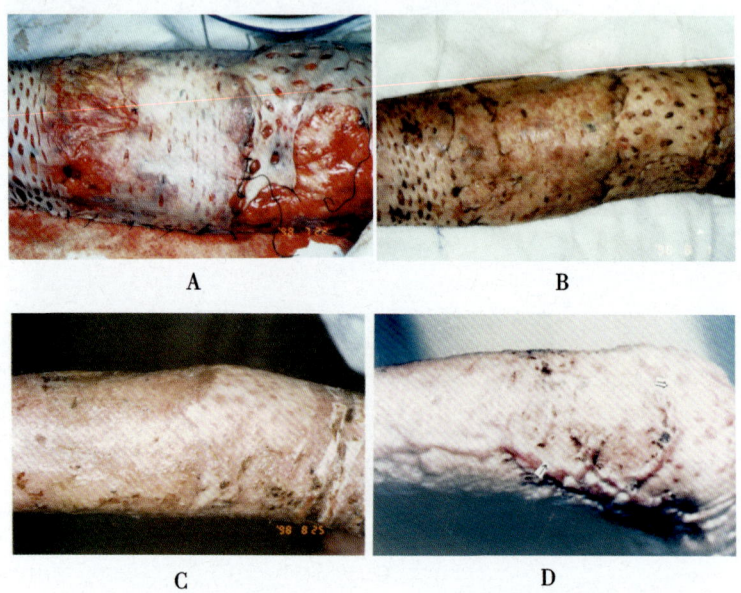

图 3.16 创面异种 ADM 复合皮移植疗效观察

A. 伤后第 8 天,ADM 复合皮移植术中 B. 复合皮移植术后第 14 天 C. 复合皮术后 36 d D. 术后 42 周

(姜笃银 张基勋)

【典型病例 3.16】

患者女性,29 岁。①观察单位:中国人民解放军空军军医大学西京医院。②临床诊断:双下肢烫伤,10% TBSA。③局部手术创面面积:12 cm×15 cm。④治疗方法:患者伤后创面早期未能顺利愈合,至第 29 天时左下肢残余创面行清创植皮手术,将异种(猪) ADM+自体超薄刃厚皮片复合移植于创面(图 3.17A);术后第 14 天,复合皮完全成活,外形良好(图 3.17B);术后第 123 天时,复合皮移植处局部出现破溃、排斥反应,经再次切除植皮后愈合(图 3.17C)。

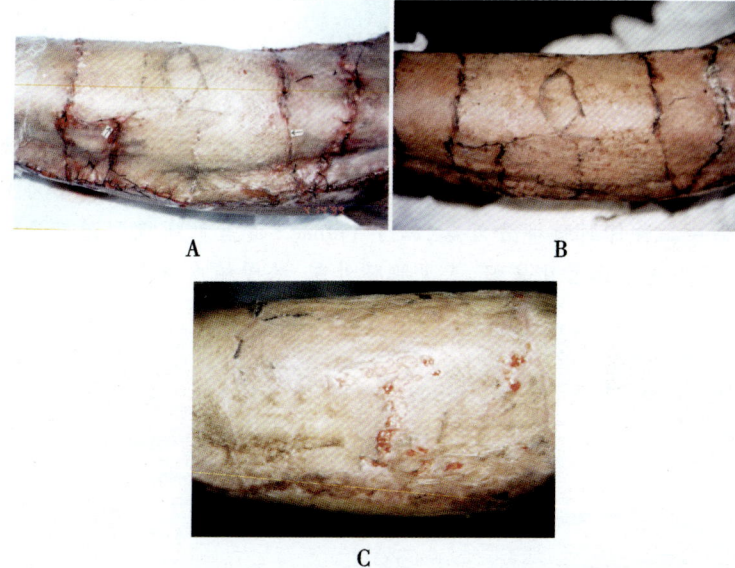

图 3.17 创面异种 ADM+自体超薄刃厚皮片复合移植疗效观察

A. 伤后第 29 天,异种(猪)ADM+自体超薄刃厚皮片复合移植　B. 术后第 14 天,复合皮成活良好　C. 术后第 123 天,局部出现排斥反应

（姜笃银　张基勋　宗宪磊）

3.2.3　人工合成真皮的实际操作和典型病例

3.2.3.1　人工合成真皮的实际操作方法

目前人工合成真皮的经典代表为美国的 Integra® 真皮再生模板。国内市售的产品主要有日本的 Pelnac® 人工真皮及国内的兰度人工真皮。其应用范围、技术要点及注意事项与天然真皮替代物基本相同。

3.2.3.2 典型病例

【典型病例 3.17】

患者女性,成人。因"右手背热压伤伴疼痛 5 h"入院。①观察单位:浙江省某医院烧伤科。②临床诊断:右手背热压伤,0.5% TBSA,三度。③治疗方法:伤后第 2 天行右手背切痂术,术中可见右第 4 指背伸肌腱部分外露,给予 Pelnac® 覆盖负压吸引治疗 2 周后,可见支架血管化良好,未见肌腱外露,给予植皮覆盖(图3.18)。

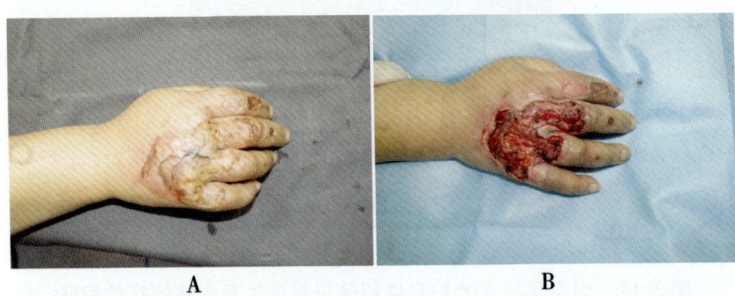

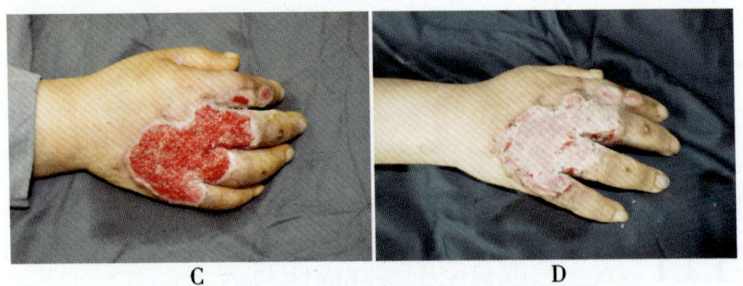

图 3.18 右手创面 pelnac® 移植+负压吸引疗效观察

A. 伤后 5 h B. 切痂术后,部分肌腱外露 C. Pelnac® 移植+负压吸引治疗 2 周 D. 植皮术后 1 周

(邵华伟)

皮肤组织工程产品在创面治疗中的应用实例

【典型病例 3.18】

患者男性,28 岁。因"车祸致左小腿畸形出血 2 h"入院。①观察单位:浙江省某医院烧伤科。②临床诊断:左胫腓骨骨折,左小腿皮肤挫裂伤。③治疗方法:急诊行左小腿清创外固定术,术后 2 周左小腿前侧皮肤坏死,胫骨部分外露,行清创,Pelnac® 覆盖加负压吸引治疗,术后 2 周行植皮加负压术(图 3.19)。

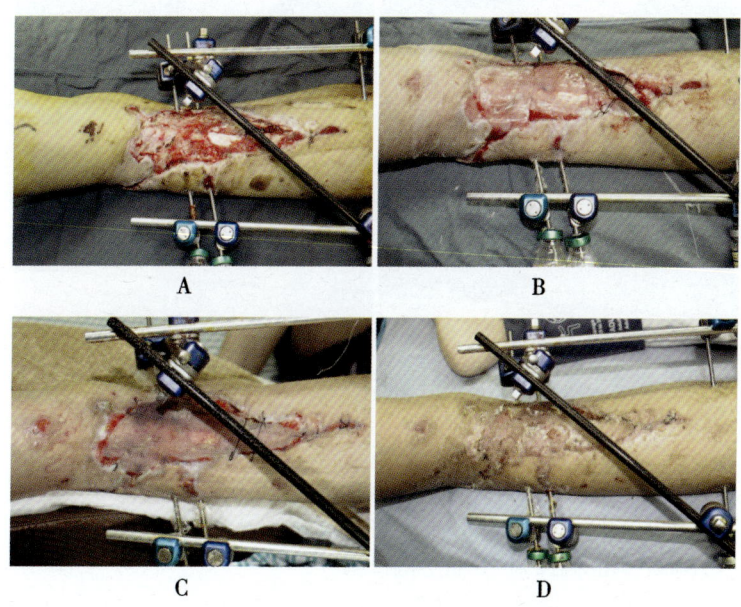

图 3.19 左下肢创面 Pelnac® 覆盖加负压吸引疗效观察
A. 伤后 2 周,胫前皮肤缺损伴胫骨外露 B. Pelnac® 覆盖+负压吸引治疗
C. 植皮加负压术后 1 周 D. 植皮术后 2 周

(邵华伟)

【典型病例 3.19】

患者男性,28 岁。因"左下肢外伤伴疼痛出血 3 h"入院。①观察单位:浙江省某医院烧伤科。②临床诊断:左胫骨闭合性骨折,左

足皮肤挫裂伤。③治疗方法:急诊行左胫骨复位外固定,术后 2 周,左足外侧皮肤坏死,行扩创术,Pelnac®移植加负压吸引治疗 2 周,再行植皮加负压术(图 3.20)。

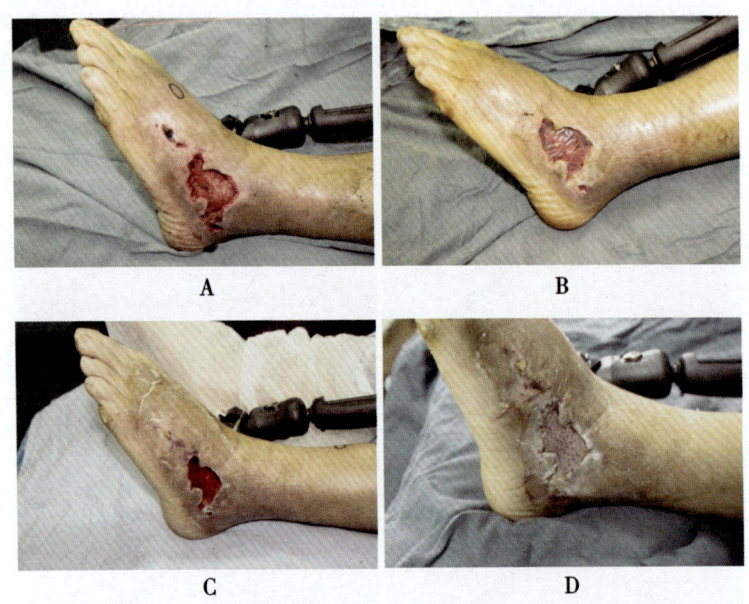

图 3.20 左足创面创面 Pelnac® 覆盖加负压吸引疗效观察
A. 左足外侧皮肤缺损 B. 伤后 2 周行 Pelnac® 移植+负压吸引术
C. Pelnac® 移植术后 2 周 D. 植皮术后 1 周

(邵华伟)

【典型病例 3.20】

患者男性,29 岁。因热压伤导致右手背约 35 cm² 的三度创面,伤后第 3 天入院。①临床诊断:右手背热压伤,1% TBSA,三度。②治疗方法:入院后第 2 天手术彻底清除坏死组织,皮肤全层缺损,可见肌腱裸露约 8 cm²。经电凝止血后植入 Lando 双层人工真皮(深圳齐康医疗器械有限公司),覆盖全部创面,缝合固定,表面适当打孔后联用负压引流。术后第 14 天,人工真皮完全血管化,硅胶层自动剥离,创面情况良好,肉芽新鲜,基底红润,裸露肌腱及骨头已被覆盖,无渗血渗液,为二次手术植皮提供良好的条件。于大腿外侧取大小相当的自体刃厚皮片,厚 0.20 mm,注射器针头打孔后移植于血管化的人工真皮上并缝合固定,内层用凡士林油纱,外层用无菌纱布打包并加压包扎固定。术后第 10 天皮片全部成活。术后 3 个月患者右手功能恢复良好,除创面缝合边缘瘢痕稍突起外,其余部位较平坦,厚度基本与周围正常皮肤持平。术后 2.5 年随访,手部功能完全无障碍,能正常握拳,伸展手指,肤色接近正常皮肤,术区包括缝合边缘均无瘢痕凸起,外观满意(图 3.21)。

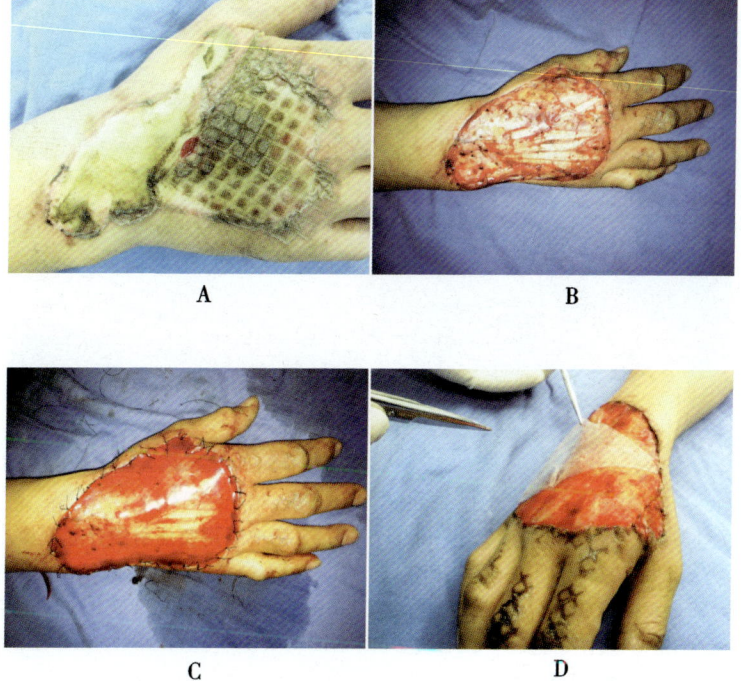

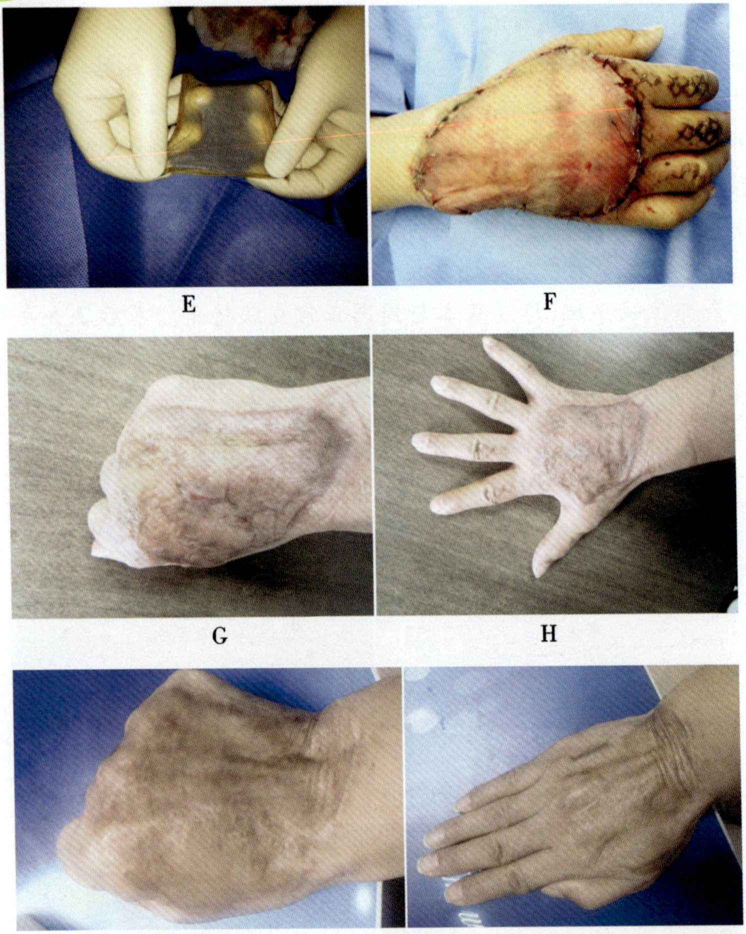

图3.21　右手背创面植入Lando双层人工真皮联用负压引流疗效观察

A. 入院后第2天,术前情况　B. 入院后第2天,切痂后创面　C. 入院后第2天,植入Lando双层人工真皮,表面适当打孔后联用负压引流　D. 术后第14天,人工真皮完全血管化　E. 自体刃厚皮　F. 刃厚皮移植术后第10天皮片全部成活　G、H. 术后3个月情况　I、J. 术后3.5年

(杨　磊　马　军　王甲汉)

【典型病例 3.21】

患者男性，40 岁。电击伤导致左面部至头部约 42 cm^2 的三度创面，伤后立即入院。①临床诊断：左面部电击伤，1% TBSA，三度。②治疗方法：入院后进行切痂清创手术，全层皮缺损，头骨骨膜暴露约 3 cm^2。植入 Lando 双层人工真皮（深圳齐康医疗器械有限公司），覆盖全部创面，缝合固定。硅胶层表面打孔后联用负压引流。术后第 15 天，人工真皮硅胶层自动剥离。创面情况良好，可见大部分已血管化，呈鲜红带微黄色，裸露骨膜已被新鲜肉芽覆盖，无渗血、渗液。于大腿外侧取 0.20 mm 自体表皮片覆盖肉芽创面，缝合固定。自体表皮移植第 10 天后打开换药拆线，自体皮片全部存活，与创面贴覆紧密，色泽红润，无渗血、渗液，厚度相较于周围正常皮肤稍低。术后 3 个月，患者自体皮肤生长良好，术区及缝合边缘平坦，且均无明显瘢痕增生。术后 3.5 年随访，无瘢痕增生，除左侧缝合边缘有轻微挛缩外，其余部位肤色与周围正常皮肤非常相近，无功能障碍，头部术区头发正常生长，外观及功能恢复满意（图 3.22）。

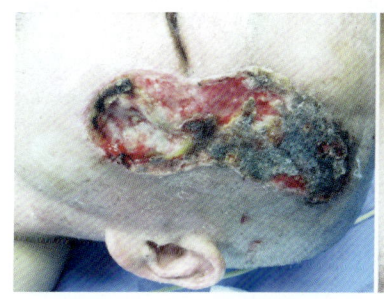 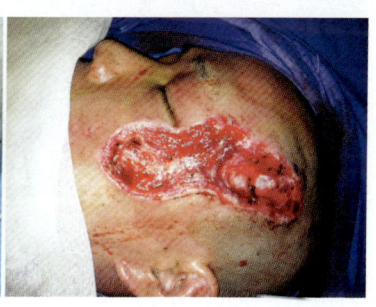

A　　　　　　　　　　B

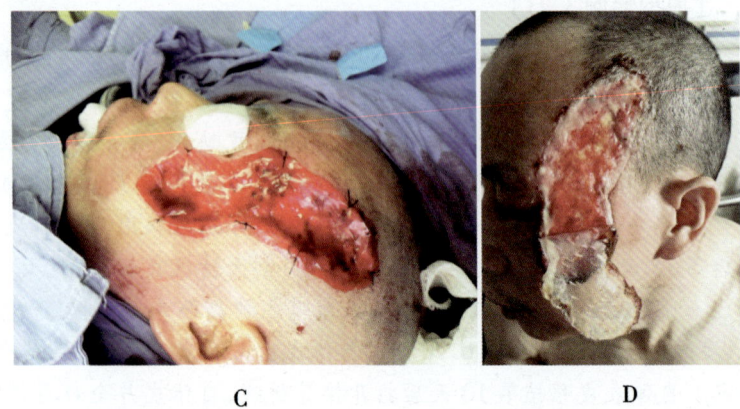

C D

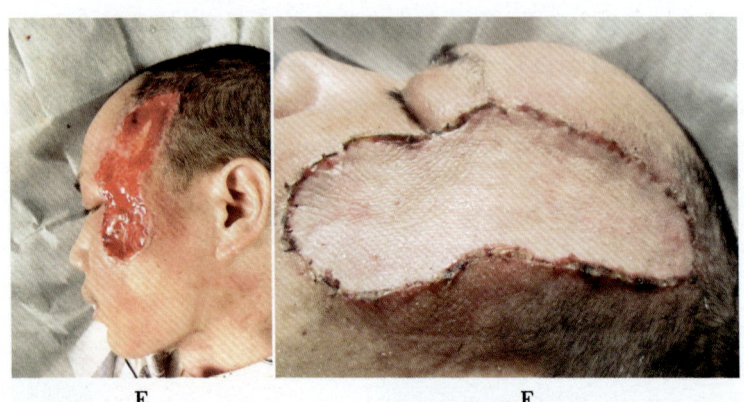

E F

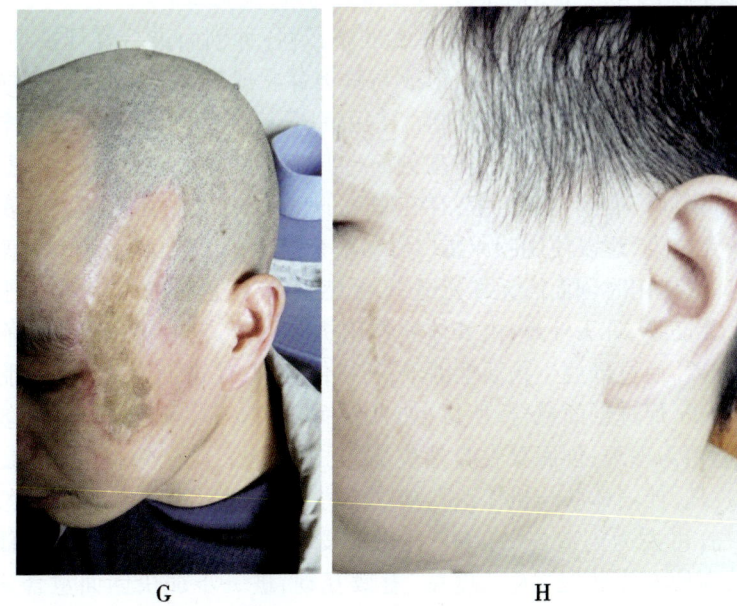

图 3.22　左面部创面植入 Lando 双层人工真皮联用负压引流疗效观察

A. 术前情况　B. 清创术后情况　C. 植入 Lando 双层人工真皮　D. 术后第 15 天，揭去硅胶层　E. 术后第 15 天，揭去硅胶层并清理创面后　F. 自体皮移植术后第 10 天情况　G. 术后 3 个月　H. 术后 3.5 年

（杨　磊　马　军　王甲汉）

3.2.4　双层组织工程皮肤的实际操作和典型病例

3.2.4.1　双层组织工程皮肤的实际操作方法

双层组织工程皮肤模拟正常皮肤的结构，含有自体或异体来源的细胞及基质成分，能够调节创面愈合并有效缓解创面疼痛等。其代表产品是美国的 Apligraft®，国内同类产品有陕西艾尔肤公司的安体肤。由于免疫排斥、生物安全性等原因，双层组织工程皮肤更像是具有生物活性的高级敷料，往往仅作为临时性的创面覆盖物。同时因为制备条件严格、储存运输及保存条件要求高、价格昂贵等，

临床应用受到一定的限制。以安体肤为例,说明如下。

(1)操作方法　①创面基底准备:对各种创面进行常规护理、逐步去除坏死组织,使创面形成新鲜肉芽状或有部分上皮岛,创面新鲜洁净。对于筋膜外露创面,使用负压,待肉芽覆盖筋膜、创面平整后可使用安体肤;对于溃疡创面,彻底清创,完全去除坏死组织,需将创周扩展到健康组织;存在窦道的创面,需要使用负压消除窦道;无感染,建议使用胶原蛋白海绵填充修复,无窦道状态下方可使用。②使用时创面需无坏死组织,无感染,有红色新鲜肉芽,创面平整,无筋膜、骨头外露;由安体肤作用机制可知,它能够依据创面修复需要,通过释放生物活性因子,与机体互动,促进创周及创基细胞的生长,促进创面愈合,所以,如果创面存在皮岛,安体肤的使用效果会更为理想;创面存在自然皮岛,无须清除。应充分利用这些已有皮岛,使安体肤与机体达到有效互动,促使创面的愈合;没有自然皮岛,可人为创造皮岛,将自体微粒皮均匀洒在创面,再贴服安体肤,促使安体肤与"人工皮岛"有效互动,进一步加快创面愈合速度。③使用方式多样化,可采用整块使用、网状植皮、邮票皮、筛状等多种方式。

(2)适用范围　各种急、慢性且无明显感染及坏死组织的创面。尤其适用于婴幼儿烧烫伤、烧烫伤残余创面、放射性溃疡、糖尿病足等慢性创面。

(3)注意事项　①存在坏死组织或用于慢性难愈性创面治疗时,一定要彻底清创。②注意分清安体肤的表皮层和真皮层,揭除尼龙膜后,务必将真皮层贴于创面表面处。③如需剪成条状或者邮票状使用,建议剪切后再进行尼龙膜的揭除,以防无法分辨清楚。③使用期间,注意抗感染,抗生素使用对安体肤的愈合效果不会造成影响,可配合使用。④正在应用安体肤治疗的部位,不能同时使用其他治疗方法如浸浴、VSD等。⑤安体肤不宜与其他创面修复敷料重叠使用。

3.2.4.2 典型病例

【典型病例 3.22】

患者男性,32 岁。乘坐公共汽车时突发大火致全身多处烧伤,伤后 2 h 被送至医院急诊救治。①临床诊断:全身多处火焰烧伤,95%TBSA,三度 85%、吸入性损伤。②治疗方法:伤后 4 周在患者左侧胸切痂后肉芽创面上移植安体肤。分别在移植后第 2、3、4 周(伤后第 6、7、8 周)观察移植物存活情况,拍摄创面大体照片,并取组织活检。于移植后第 7 周(伤后第 11 周)采集患者愈合的皮肤组织标本及患者口黏膜拭子标本,行 DNA 同源性检测(图 3.23)。

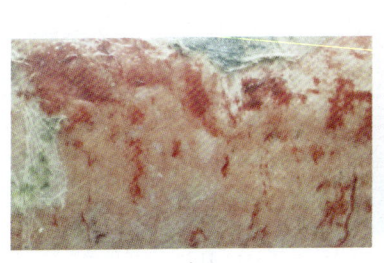

A

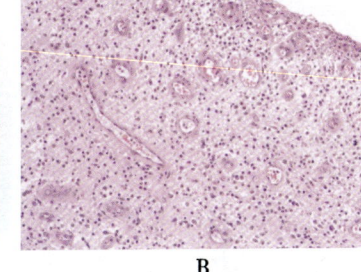

B

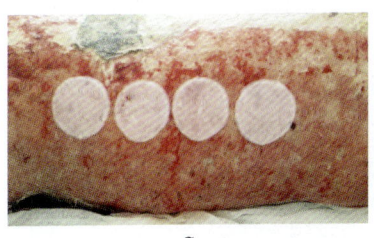

C

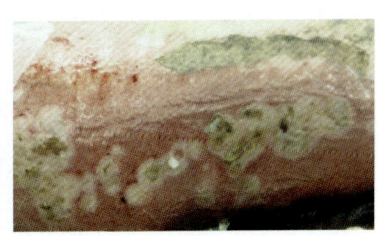

D

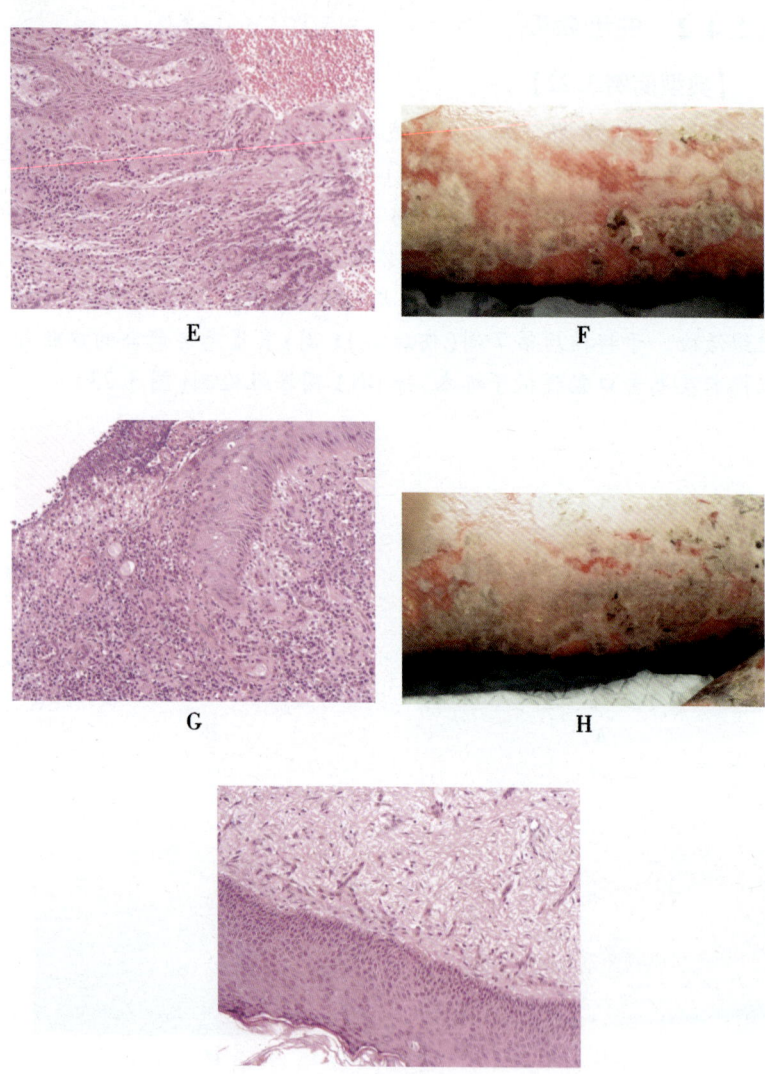

STR 基因	WMS	WMS(S)
D19S433	14/15.2	14/15.2
D5S818	11/12	11/12
D21S11	29/33	29/33
D18S51	13/19	13/19
D6S1043	12/13	12/13
D3S1358	15/17	15/17
D13S317	8/12	8/12
D7S820	10/11	10/11
D16S539	9/12	9/12
CSF1PO	10/12	10/12
Pente D	9/12	9/12
AMEL	X/Y	X/Y
vWA	17/19	17/19
D8S1179	13/14	13/14
TPOX	8/8	8/8
Penta E	5/14	5/14
TH01	9/9	9/9
D12S391	18/21	18/21
D2S1338	17/22	17/22
FGA	20/22	20/22

J

图3.23 全身多处烧伤创面移植安体肤疗效观察

A.伤后4周,左侧胸切痂后大体情况　B.伤后4周组织学HE染色:可见大量毛细血管以及增生的成纤维细胞,并伴有炎症细胞浸润,未见明显腺体或毛囊残存组织　C.移植安体肤®后大体照　D.移植2周后皮肤大体情况　E.移植安体肤后2周组织学HE染色:可见有表皮细胞的不规则爬行,组织内有大量血细胞,组织排列不规则,组织内仍有大量炎性细胞浸润　F.移植3周后皮肤大体情况　G.移植3周组织学HE染色:显示表皮层增生并较为规则,覆盖于真皮组织表面,组织内仍有大量炎性细胞浸润　H.移植4周后皮肤大体情况　I.组织学HE染色:显示表皮层中的基底层细胞增殖旺盛,增生并覆盖真皮组织,真皮层胶原重排较好,接近正常皮肤组织　J.移植后7周DNA同源性检测结果。在排除同卵双生的前提下,支持两个标本来自同一个体,说明在愈合创面上未检测到移植物

（邵华伟）

皮肤替代物与慢性创面

真皮替代物联合负压治疗

3.2.5 含细胞胎儿真皮支架的实际操作和典型病例

3.2.5.1 含细胞胎儿真皮支架的实际操作方法

异体真皮具有较强的抗感染能力,移植后容易成活,已广泛应用于创面修复。不同于成年供体移植物,胎儿供体移植物抗原性相对较低,移植后的存活时间明显延长。经皮鼓反取的胎儿真皮组织学上有密集毛囊-皮脂腺和汗腺结构和真皮基质细胞成分,经胰蛋白酶处理后真皮结构疏松,上皮结构成分和基质大量细胞消失,胶原纤维部分断裂,残留少数真皮基质细胞(主要是成纤维细胞)。大量研究显示,成纤维细胞只表达 MHC Ⅰ 类抗原(不表达 MHC Ⅱ 类抗原),可以在异体长期存活。临床 18 例烧伤患者接受复合皮移植应用,显示异体胎儿真皮-自体表皮构建的复合皮移植后,胎儿真皮组织细胞和 ECM 不仅为表皮提供空间支持和保护,还能诱导细胞生长、分化和迁移。冷冻异体胎儿真皮属于活性真皮替代物,与自体表皮一次性复合移植后,术后血液循环重建早,细胞增殖快,皮肤色泽、组织弹性和耐磨性均优于单纯的自体表皮移植,类似自体中厚皮片移植效果。

(1) **操作方法** ①胎儿真皮制作:胎儿皮肤和真皮多来源于 16~30 周胎龄的意外流产胎儿,去胎脂,无菌条件下皮鼓反取厚约 0.2 mm 真皮,经抗冻液等处理后,装袋封口,液氮储存,术前 1 h 解冻经 0.25% 胰蛋白酶室温下洗脱处理 30 min 备用。②手术方法:

术中切除全层烧伤痂皮至深筋膜,充分止血,清洗创面,取患儿0.1~0.15 mm刃厚皮片,手术刀片简单打孔制成筛状皮片备用。先移植异体胎儿真皮,然后在其上覆盖自体刃厚皮,皮片缝合固定,即一次性完成异体胎儿真皮+自体刃厚皮复合移植手术。术后第10~14天首次换药,动态观察皮片的存活情况。手术一次完成,缩短住院时间,减少二次手术经费和痛苦。

(2)适用范围　适用于各种急、慢性且无明显感染的创面。如烧伤切痂创面、烧伤残余创面、瘢痕切除继发创面等。

(3)注意事项　①单位伦理学委员会授权开展临床试验研究,本文应用案例全部是在20世纪末开展的试验。②对于复合皮移植技术熟练者建议术后2周首次换药,术后不能排除感染者可适当提前换药。

3.2.5.2　典型病例

【病例3.23】

患者男性,4岁。①观察单位:中国人民解放军空军军医大学西京医院。②临床诊断:双下肢火焰烧伤,30% TBSA,深二度至三度烧伤创面主要集中在左下肢。③一次性切除左下肢深度烧伤创面。④治疗方法:伤后第10天左侧大腿浅切痂创面上,一步法复合移植冷冻异体胎儿真皮(胎龄24周,4 cm×5 cm)(图3.24A)和(刀片简单打孔的)自体头皮超薄皮片(图3.24B),复合皮边缘锁边缝合,周边创面冷冻异体皮肤与自体皮镶嵌移植;术后第10天首次换药,创面分泌物少,所有移植皮片全部成活,继续包扎固定;术后3周复合皮肤表面潮红,周边邮票状或条状植皮区完全融合(图3.24C),拆除复合皮缝合线;术后11周复合皮区域平整、光滑,瘢痕增生不明显,而周边自体植皮区域可见条索状瘢痕增生,瘙痒明显(图3.24D),随访数年,复合皮柔软,色质和弹性与正常皮肤没有差别,患者和家属对复合皮移植物效果非常满意,后悔没有大面积移植应用。

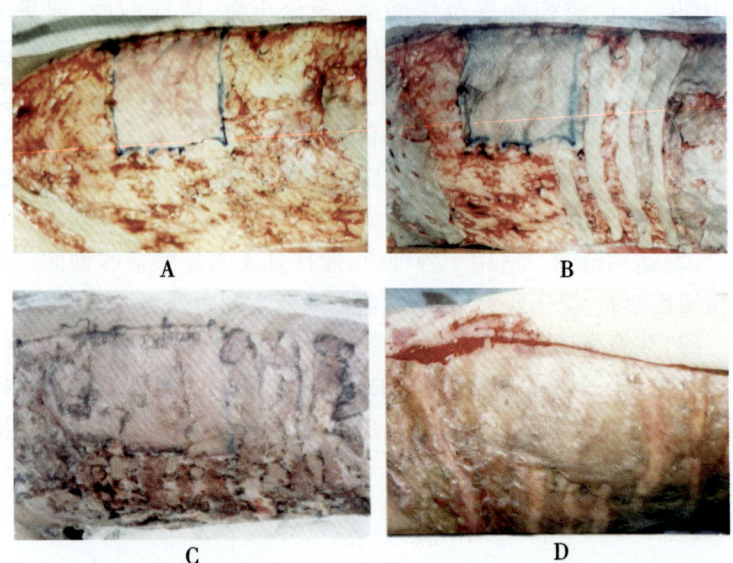

图 3.24　冷冻异体胎儿真皮+自体刃厚皮一步法复合移植

A.伤后第 10 天,左侧大腿浅切痂(脂肪)创面上移植冷冻异体胎儿真皮　B.在 A 真皮支架上一步法复合移植自体刃厚皮　C.术后 3 周　D.术后 11 周

(姜笃银　邱道静)

3.3　自体断层瘢痕组织复合皮片的制备及其临床应用

3.3.1　自体断层瘢痕组织复合皮的应用背景

　　大面积深度烧伤患者,在后期的康复过程中常常因瘢痕的形成及挛缩而出现不同程度的后遗畸形,这些畸形又因自体皮源的匮乏而无法进行有效的整复治疗,从而极易导致终生的残疾。因此,如何修复此类患者的畸形,使其最大限度地恢复功能,提高生活质量,已成为目前烧伤后期修复领域的一个难点。改进深度烧伤后继发

畸形的修复方法,充分利用和扩大有限的自体皮源正成为此方面研究的突破口。复合皮的出现及其良好的临床修复效果,使这一难题有望得到解决。但另一方面,由于其存在伦理学方面的争议及取材困难、费用昂贵等多方面的问题,使其临床应用受到了很大的限制。我们通过充分利用患者自身的瘢痕组织,结合其自体刃厚皮,构建了一种新型的自体瘢痕复合皮,不仅很好地解决了这一问题,同时也收到了良好的临床效果。

3.3.2 自体断层瘢痕组织复合皮的治疗优点

优点:①取材容易,制备简单,费用低;②无伦理限制;③组织结构与正常真皮相似;④离体时间短,瘢痕基质内的毛细血管可迅速与创基的新生血管再通,利于复合皮成活;⑤瘢痕表皮回植于瘢痕真皮供区,术后外观无明显改变,二次损伤轻。

3.3.3 技术要点及注意事项

常规充分松解瘢痕挛缩部位,切除增生明显的瘢痕组织,冲洗、止血。选择患者成熟瘢痕组织,以鼓式取皮机切取瘢痕皮,之后以0.3~0.4 mm厚度反取瘢痕组织,以拉网机按1:1比例制备网状瘢痕真皮支架后备用。瘢痕表皮部分回植供区。将所制备的网状瘢痕真皮支架植于瘢痕松解创面,以5-0可吸收线固定边缘,其上覆盖自体刃厚皮,形成自体瘢痕复合皮。术区及供区均常规加压包扎,7~10 d后更换敷料,查看皮片成活情况。

3.3.4 典型病例

【典型病例3.24】

患者男性,52岁,早期烧伤总面积75%,深二度10%,三度65%,其中双下肢行微粒皮移植,创面愈合后1年,双侧腘窝出现较明显的瘢痕增生伴破溃。手术过程:切除双侧腘部瘢痕及破溃区域,冲洗、止血。以鼓式取皮机在双小腿后侧取厚层瘢痕皮,再以0.3~0.5 mm厚度反取断层瘢痕组织,以网状制皮机按1:1比例拉网制成瘢痕组织支架,植于腘部继发创面,5-0可吸收线固定边缘,其上覆盖刃厚皮(取自头皮),瘢痕表皮回植原小腿供区。术区及供区均常规加压包扎,8 d后更换敷料,见自体瘢痕复合皮及瘢痕表皮回植区均成活良好,随访10个月,效果满意(图3.25~图3.32)。

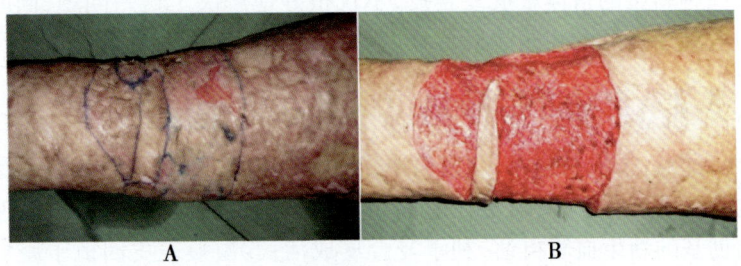

图3.25　左侧腘窝

A.增生性瘢痕及破溃区　B.切除后创面

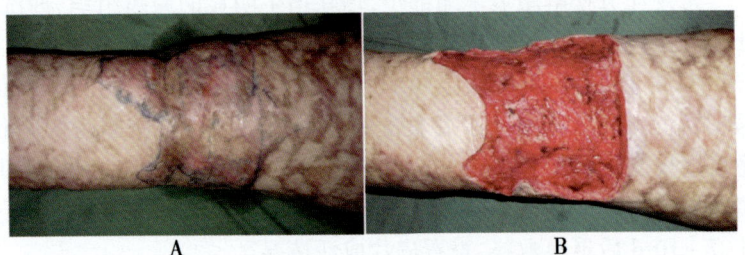

图3.26　右侧腘窝

A.增生性瘢痕及破溃区　B.切除后创面

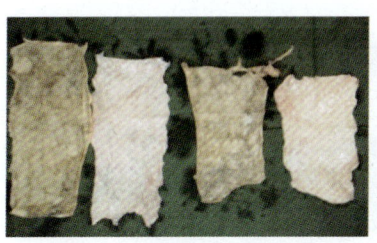

图 3.27 双侧小腿瘢痕皮及反取的瘢痕真皮层

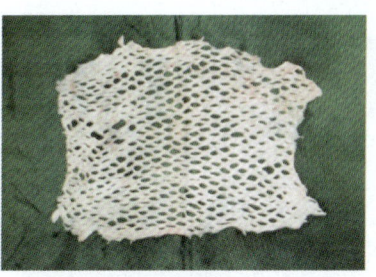

图 3.28 瘢痕真皮支架

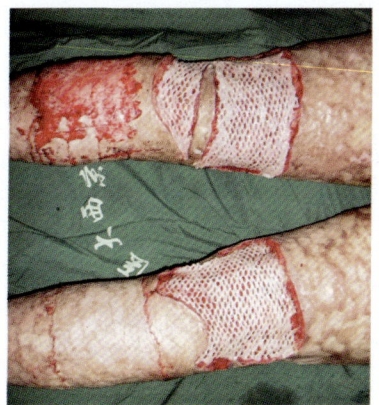

图 3.29 瘢痕真皮支架移植后,瘢痕皮回植供区(右侧)

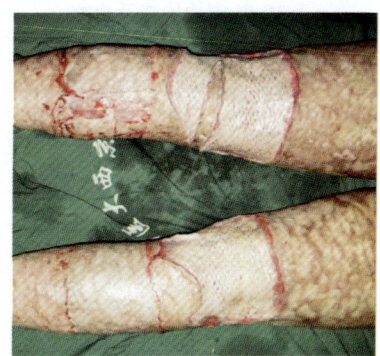

图 3.30 自体瘢痕复合皮移植后,瘢痕皮回植供区

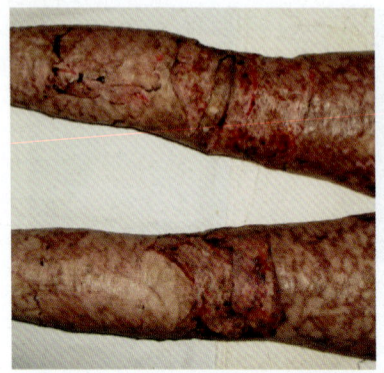 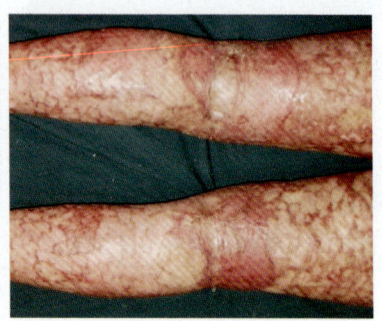

图 3.31　自体瘢痕复合皮移植及瘢痕皮供区回植后 10 d，皮片均成活良好

图 3.32　术后 9 个月随访，未见明显瘢痕增生，且瘢痕供区与术前无明显区别

（韩军涛）

4 总结与展望

4.1 影响皮肤组织工程产品应用的因素

皮肤组织工程产品的出现,为临床各类急、慢性创面的修复和功能重建提供了另一种可能的选择。通过不损伤或尽可能少损伤自身的手段和方法来达到高质量的创面愈合,是皮肤组织工程发展的初衷和阶段性目标之一。而在临床上,面对各类复杂的、需要修复的创面时,如何选择合适的组织工程产品以达成创面更为理想的修复结果,值得我们深入探讨。而影响皮肤组织工程产品应用的因素也有很多,大略总结如下。

4.1.1 全身因素

随着老龄化人口的增加,越来越多的患者存在年龄偏大或合并多种其他疾病的可能,如高血压、糖尿病、心脏病、恶性肿瘤、免疫性疾病等。而合并疾病的存在,可能对创面的正常愈合带来诸多不利的影响。因此在选择皮肤组织工程产品的同时,需要掌握患者全身的情况,如糖尿病患者控制基础血糖水平,合并动静脉狭窄的患者需要事先疏通血管等。

4.1.2 局部因素

局部因素在创面修复手段的选择时扮演着重要角色。从创面美学修复的角度而言,需要仔细思考患者创面的部位、创面类型、有无深部重要组织外露、是否合并感染、是否存在坏死组织、血供情况以及功能重建、美观效果等,根据修复的目的和酶学要求,选择合适类型的皮肤组织功能产品。例如颜面部的浅度烧伤,可考虑表皮细胞悬液局部喷涂治疗；对真皮组织严重缺损的创面，可优选真皮替代物实现真皮的重建，为后续高质量的创面修复创造良好的条件；而对于慢性难愈合创面，需要考虑细胞治疗或选择其他含有细胞等活性成分的产品。

4.1.3　经济社会因素

皮肤组织工程类产品因其特殊的制备、储存、运输等因素，其价格往往不菲，且多为自费项目。因此在选择该类产品进行临床实践时，需要充分评估患者的经济承受能力，征得患者的知情同意后方可进行下一步工作。

4.1.4　其他因素

其他因素如患者对新技术和新手段的认识不足、医患沟通不畅、宗教信仰等同样会影响皮肤组织工程类产品的使用。

（刘　勇　刘　全）

4.2　皮肤组织工程研发面临的关键问题

各种急、慢性致伤因素，如机械损伤、烧（创）伤、慢性溃疡等导致的皮肤组织缺损在临床上屡见不鲜。如何实现组织缺损的再生性或无瘢痕修复是人类一直以来的梦想。相较于传统的治疗方法，兴起的皮肤组织工程提供了皮肤缺损治疗的崭新途径。目前已有多种组织工程皮肤问世，例如 Integra®、Dermagraft®、Appligraft®等。值得注意的是，这些皮肤替代物实现了创面的覆盖或真皮的简单重建，而非真正意义上的人工"皮肤"。针对该行业面临的技术、理论难题及高投入低产出的状况，组织工程从 2003 年开始转入"低潮"，许多研发过程中的实际困难及一些基本的科学问题开始引起各国科学家的重新思考。2007 年 6 月，美国国家科技委员会生物技术分会联合美国联邦政府多个部门共同推出《推动组织科学与工程：未来多中心战略计划》,对组织工程的研究重点做出战略性调整;几乎同时,转化医学的概念逐渐完善和成熟,以临床应用和产品转化为导向的组织工程研发逐渐被认同;但转化医学的发展仍需要以坚实的基础研究和成果为基础。鉴于此,笔者从临床需求及研究开发的角度刍议当前组织工程皮肤研发面临的关键问题。

4.2.1 对皮肤组织形态发育及功能的再认识

皮肤组织被覆体表,是人体最大的器官,具有重要的物理、化学及生物学屏障功能。正常皮肤的解剖层次通常被简单地分为表皮、真皮和皮下组织。而现在的观点更趋向于将皮肤结构细分成若干的亚级结构,每一级亚结构含有的细胞类型也表现出一定的特异性,例如表皮细胞的逆向分化、真皮成纤维细胞的异质性等都是在更微观层次上的深入和研究皮肤结构和皮肤细胞生物学行为的典范。一般地,伤及真皮深层的皮肤创面在自然愈合过程中往往产生瘢痕。低等生物(如蝾螈等)的断肢再生及胎儿早期创面无瘢痕愈合的现象给瘢痕防治和皮肤组织再生提供了可能性,甚至有研究者指出胎儿无瘢痕愈合与器官再生的机制是相通的,在机体发育过程中有可能是某些与再生相关的基因或信号转导通路发生改变或关闭导致瘢痕形成。因此,深入探索皮肤的精细结构与组成,尤其是皮肤胚胎发育过程中的自然调控过程,可能是破解皮肤再生密码的"金钥匙"。而深刻理解各类(干)细胞、细胞外基质、微环境及其调控网络的作用模式,无论是对干细胞研究还是对新型组织工程皮肤的研发均具有基础性的指导意义和现实意义

4.2.2 组织工程皮肤的优化设计、构建及功能定位

组织工程皮肤的构建有4个重要的因素需要综合考虑,即生物材料支架、种子细胞、生长因子及其他信号刺激等。其中,生物材料支架的构建往往被认为是关键性的因素之一,因为支架本身不但可以单独作为"真皮再生模板"诱导组织、细胞及血管长入,从而完成

组织重建或再生,还可以作为种子细胞接种的载体和生长因子修饰的对象。一般地,按照来源不同,支架材料常被分为天然来源的生物材料和人工合成的聚合材料,前者以胶原蛋白为代表,具有优良的生物相容性、亲水性和细胞亲和性;而人工合成的生物材料尽管在生物相容性方面略逊,但其良好的理化性能、易加工、良好的可塑性成为其受青睐的重要原因。目前,在生物材料领域,五花八门的生物材料被证实具有作为组织工程皮肤支架的潜力,但真正走出实验室的组织工程皮肤产品则凤毛麟角。归根结底,生物材料是构建组织工程皮肤的重要一环,如何进行生物材料的优选、合理搭配及结构优化等仍是目前研究的热点,而关于所构建的生物材料支架诱导组织再生及快速血管化的能力也成为现阶段评价支架构建有效性的重要指标。另外,随着细胞成分、生长因子等引入支架构建活性组织,其中的关键问题,例如细胞与细胞、细胞与基质材料及细胞与生长因子之间的相互作用将变得更加复杂。如何从生物学角度深刻理解生物材料支架支持细胞功能化并维持组织形状、调控细胞分化及决定细胞命运,将促进更有效的组织工程皮肤设计和产业化。目前,组织工程皮肤的发展已经基本实现了皮肤缺损的组织重建和部分再生,下一步发展的重点之一将是美容外观的改善(瘢痕防治、色素沉着)及附属器再生的研究。

4.2.3 瘢痕防治与皮肤组织再生

皮肤创面瘢痕可分为生理性瘢痕和病理性瘢痕,而后者又可分为增生性瘢痕和瘢痕疙瘩。瘢痕形成的过程极为复杂,主要包括炎症反应的发生、细胞外基质过度分泌与沉积及组织重塑等多个序贯的互相重叠的步骤。研究表明,瘢痕形成是多因素联合作用的结果,从生物活性因子水平而言,多种生长因子及炎性因子参与了瘢痕的形成过程;而从基因学角度分析,与瘢痕形成有关的基因甚至有数百种。针对生物活性因子的治疗,通过中和某些生长因子,如转化生长因子 β_1(TGF-β_1),或特异性增强某些抑制炎症反应的炎症因子,如白细胞介素-10(interleukin-10,IL-10)等可以明显减轻瘢痕的形成；而多因素联合干预策略，涉及同时阻断致纤维化因子的表达，抑制炎症反应，抑制基质的合成与沉积，以及促进创面基质重塑和组织再生，可能是消除瘢痕更行之有效的策略。而基因方面的调控，近些年出现的一些探索性的研究也取得了一定的成果，但仍难以彻底解决瘢痕形成的问题。2005年，陆树良教授提出瘢痕形成机制真皮"模板缺损"学说，确立了真皮结构的连续性和完整性是真皮再生的重要理论，进一步拉近了组织工程皮肤（支架）、皮肤再生及瘢痕形成之间的联系。实际上，皮肤组织再生与瘢痕形成，可以认为是同一个问题的不同视角。解决皮肤瘢痕问题是另一种形式的对皮肤再生的探索；而研究皮肤再生策略则难免对瘢痕形成问题的深入探讨。对创面自然愈合过程中瘢痕形成的研究，有利于阐明瘢痕形成机制，精确定位防治瘢痕的"调控点"；而组织工程皮肤通过重建/再生部分真皮，可达到减轻瘢痕增生、抑制瘢痕挛缩的作用。因此，对瘢痕形成机制与皮肤再生的研究，二者相辅相成、优势互补，有助于组织工程皮肤的设计构建及优化等。

4.2.4 皮肤附属结构的构建及再生

皮肤的附属结构主要包括毛囊、汗腺和皮脂腺，另外从皮肤的功能和外观方面看，皮肤还具有肤色（色素）、感觉（神经）和免疫功能（如朗格汉斯细胞）等。附属结构及其功能至关重要，其伤后重建及恢复程度与患者后期的生活质量息息相关。如何实现皮肤附属结构的再生及构建含有附属结构的皮肤替代物逐渐成为研究的重点和热点。目前毛囊再生已经在动物身上取得了重要进展，而汗腺的再生也实现了重要突破，更重要的是新生的附属器结构构建的局部微环境可能更有利于创面愈合及愈合质量的提高。考虑到自体成熟细胞的来源困难等因素，各种组织来源的干细胞在皮肤附属结构的再生中大有用武之地。而关于干细胞应用的定向诱导分化、生物安全性问题以及皮肤附属结构再生的相关机制，尚需要更多的探索。

4.2.5 干细胞技术的应用及功能定位

种子细胞的来源、数量和质量仍是目前阻碍组织工程皮肤发展的主要问题之一。干细胞作为组织工程种子细胞的重要来源越来越受到重视,现有研究表明干细胞在促进创面愈合、组织重建及附属器再生中发挥着重要的作用,如骨髓间充质干细胞(bone marrow mesenchymal stem cell,BMMSC)、脐带血干细胞(umbilical cord stem cell,UCSC)、胚胎干细胞(embryonic stem cell,ESC)、毛囊干细胞(hair follicle stem cell)等;甚至有研究者提出完全可以只利用表皮干细胞实现全层皮肤再生。干细胞在组织工程皮肤领域已展示出诱人的应用前景,但干细胞参与创面愈合的具体机制尚待阐明,且还难以避免培养过程中突变、致瘤、病毒传播等潜在的危险,关于它的伦理学争议在某些领域从未停止过。

传统的观点认为,成体细胞属于终末分化细胞,细胞活性差,增殖能力有限。体内逆分化现象的发现及诱导多能干细胞(iPS cell)的成功转化,使成体细胞与干细胞之间的界限不再清晰,越来越多的基础研究将这种"逆分化"现象作为研究的重点并试图重新定义细胞的"干性",甚至取代干细胞。目前利用化学小分子物质同样可以诱导成体细胞重编程为干细胞。尽管如此,逆分化现象的深入研究及应用仍面临许多难题。以 iPS 细胞为例,目前最关键的问题可能是 iPS 细胞的转化效率、精确诱导定向分化以及诸多安全性的质疑。另外,无论是哪种具有干性的细胞,因为其来源十分有限,且数量少,如何实现严格质量控制之下的规模化扩增培养仍需要进一步的研究。

4.2.6 组织工程皮肤的快速血管化

如何快速实现血管化是组织工程研究面临的重大课题之一。目前已有多种方法成功建立用以促进支架的血管化,例如导入促血管生长因子,预接种血管内皮细胞,支架结构的优化,基因化修饰及持续负压吸引促血管化等,但至今尚无一种方法解决支架早期有效的血管化问题。关于血管化的机制,传统的观点往往认为有两种,即原血管出芽增殖与内皮细胞增生形成新的血管。有研究表明,血管化首先是原有血管在机械性调节的作用下"移位"进入支架,然后经出芽方式/血管凋亡的调控形成成熟的血管网。新近的研究发现支架血管化的实现也可以通过内皮细胞迁移长入支架,在局部形成一定的管腔结构,而后这些管腔结构可与成熟的血管网络实现对接;血管化的早期主要为内皮细胞发挥主要作用,其生物学行为受到 VEGF 等生长因子的调控,等到血管形成后,周细胞迁移包围新生管腔,促使血管成熟。总之,血管化不是一个独立发生的事件,其进程受到多种因素的调节,诸如支架的特征、修饰与改性,各类细胞因子、生长因子的作用,多种细胞的参与均可能不同程度地影响组织工程支架的血管化进程。尤其是巨噬细胞,有可能在血管化过程中发挥重要的作用。上述原因的存在可能也是血管化问题被广泛研究却悬而未解的重要原因。

4.2.7　组织工程皮肤的抗感染问题

创面感染导致的植皮失败在住院患者中很常见。烧伤患者因创面坏死组织残存及早期的外科干预等原因,可能面临更大的创面感染甚至是创面脓毒症的风险。作为以临床需要为导向的组织工程皮肤研发,应充分考虑到感染问题的威胁并作出相应的对策。尤其是组织工程皮肤类产品售价高昂,一旦因感染等并发症导致移植物提前坏死、溶脱,不但延误病情,还给患者及社会造成更大的经济负担。鉴于此,如何解决组织工程皮肤抗感染能力差的问题,具有重大的现实意义。我们通常的做法除了全身和局部应用抗生素外,还可以在组织工程皮肤中引入抗菌/杀菌成分,如壳聚糖、纳米银等,需要特别注意的是这些物质的引入是否会带来异物反应或细胞毒性,从而影响组织工程皮肤的生物相容性及其他的毒性损害。因此,进一步开发具有抗菌性能的组织工程皮肤类产品是十分必要的。

4.2.8　各类因子应用及协同调控

各类细胞因子、生长因子在创面愈合过程中扮演着重要角色,是组织工程皮肤研究的重要组成部分。研究表明,多种生物活性因子具有促进细胞增殖与分化、加速血管化进程、调节创面炎症反应、促进创面愈合的作用,在创面修复及组织再生方面具有极大的应用前景。如已经实现产品化的碱性成纤维细胞生长因子(basic fibroblast growth factor,bFGF)、粒细胞巨噬细胞集落刺激因子(granulocyte-macrophage clone stimulating factor,GM-CSF)及粒细胞集落刺激因子(granulocyte colony stimulating factor,G-CSF)等的临床应用效果正在逐渐被认同。然而,结合生长因子的组织工程皮肤尽管有很多研究罗列了其良好的应用前景,但其自身的产品化进程却相对缓慢。可能原因:①含有多种成分的组织工程皮肤将面临更多、更严格的检测;②生长因子本身价格昂贵且容易失活,对保存、运输技术和生产成本的控制具有更高的要求;③生长因子引入组织工程支架的方法涉及多种化学试剂,其安全性、有效性及稳定性面临生物安全方面的隐忧;④单种细胞因子及生长因子的作用及参与的生物学过程往往是多方面的,其具体机制难以完全阐明;⑤多种生长因子的联合应用及协同调控是目前组织工程领域面临的难题之一。

4.2.9　免疫耐受及排斥反应的研究

患者自体细胞的获取与自体组织的构建,为个性化医疗提供了一个全新的视角和全新的途径。然而,就组织工程皮肤产品的规模化、标准化生产而言,自体细胞及组织的来源、丰富程度及获取的难易成为最大的障碍。相比而言,异体的或异种的细胞、组织则基本不存在来源问题,更容易实现标准化的产业模式,目前产品化的多种组织工程皮肤例如 Apligraft®、安体肤® 及 Alloderm®、Integra® 等含有的细胞成分及基质成分几乎均来自异体或为动物源性。这些组织工程产品尽管标明各种成分具有较低的免疫原性,但仍存在免

总结与展望

疫排斥、传播病毒的潜在风险。深入研究人体对异体、异种来源的细胞、组织的免疫排斥和免疫耐受机制，阐明非自体源性的组织细胞在体内的具体作用及转归，是合理诱导主体的特异性免疫耐受，开发新型组织工程皮肤产品的重要前提，具有重大的科学意义和实际意义。

综上所述，组织工程这一交叉学科自诞生至今，就是在不断提出问题和解决问题。在这一过程中，一个问题的成功解决往往伴随着一个新问题的出现。本章罗列出的组织工程皮肤现阶段所面临的这些关键问题，尽管独立成段但内在却是紧密联系的，因为所有问题的探讨均是围绕着如何促进组织再生、如何提升创面修复水平展开的。临床上各类创面的复杂性和多样性，一方面决定了组织工程皮肤的研发必然面临种种挑战，另一方面又使组织工程皮肤的深入研究成为必然。本章的浅见拙识若能引起读者的一点思考与共鸣，为推动组织工程皮肤的研发而努力前行，则抛砖引玉之目的已达到。

（刘 勇 刘 全 王新刚 张莉萍 韩春茂）

参考文献

[1] 张志雄,奚廷斐.冷静反思组织工程应该如何发展[J].中国修复重建外科杂志,2009,23(2):131-135.

[2] 刘伟.瘢痕研究的新策略[J].中华医学杂志,2009,89(16):1081-1083.

[3] 陆树良,青春,刘英开,等.瘢痕形成机制的研究:真皮"模板缺损说"[J].中华烧伤杂志,2005,23(1):6-12.

[4] 陈炯,柴家科,韩春茂,等.猪脱细胞真皮与自体皮复合移植的临床应用及远期随访[J].中华烧伤杂志,2008,24(1):26-29.

[5] 关嫚,任磊,吴婷,等.新型双层皮肤组织工程支架的构建[J].厦门大学学报,2006,45(3):379-382.

[6] 陆莹莹,许争,温东朋,等.脱细胞真皮基质修复组织缺损研究进展[J].国际生物医学工程杂志,2017,40(1):58-61.

[7] 胡悯颖,顾汉卿.透明质酸交联、酯化衍生物的制备及医学应用进展[J].透析与人工器官,2003,14(3):30-46.

[8] 姜笃银,陈璧.无细胞异种真皮基质的研究进展[J].中华烧伤杂志,2003,19(增刊):66-68.

[9] 姜笃银,付小兵.器官特异性无细胞基质移植物的研究进展[J].中华外科杂志,2003,41(7):548-551.

[10] 刘英,黄晓元,杨兴华,等.大鼠深Ⅱ度烧伤创面保留变性真皮并覆盖自体皮疗效观察[J].中华烧伤杂志,2005,21(1):14-16.

[11] 张开刚,曾炳芳,张长青.骨髓基质干细胞复合小肠黏膜下层体外构建组织工程骨膜的实验研究[J].中华外科杂志,2005,43(24):1594-1597.

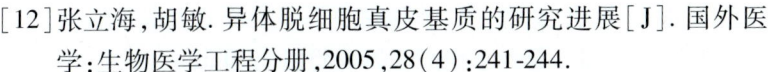

[12] 张立海,胡敏.异体脱细胞真皮基质的研究进展[J].国外医学:生物医学工程分册,2005,28(4):241-244.

[13] 周晓娟,熊绍虎,张传森,等.脱细胞猪小肠黏膜下层的组织相容性[J].解剖学杂志,2006,29(5):640-642.

[14] 韩军涛,谢松涛,陶克,等.自体瘢痕复合皮修复大面积深度烧伤后期畸形12例[J].中华烧伤杂志,2014,30(5):457-458.

[15] 吴炜,毛天球,封兴华,等.胶原透明质酸支架的制备及其与软骨细胞复合培养的实验研究[J].中国修复重建外科杂志,2007,21(4):401-405.

[16] 宋先邰.深度烧伤后保留变性真皮自体皮移植修复愈合鼠皮抗拉试验[J].试验技术与试验机,2007,47(2):19-22.

[17] 蒋章佳,沈辉,涂红波,等.磨痂保留变性真皮自体皮片移植修复手深度烧伤的研究[J].组织工程与重建外科杂志,2008,4(6):327-330.

[18] 范鹏举,黄晓元,杨兴华,等.保留变性真皮大张自体皮移植的病理观察[J].中南大学学报(医学版),2008,33(7):596-600.

[19] 刘道峰,左金华.脱细胞真皮基质胶原网架转归的研究进展[J].国际口腔医学杂志,2008,35(4):421-423.

[20] 陈斐,潘云川,郑志昂,等.组织工程同种异体脱细胞真皮复合自体刃厚皮微粒皮移植[J].中国组织工程研究与临床康复,2009,13(41):8021-8024

[21] 曹小曼,亓发芝.干细胞构建组织工程功能皮肤的研究进展[J].中国美容医学,2009,18(5):738-740.

[22] 黄晓元.更进一步提高深度烧伤创面修复质量[J].中华烧伤杂志,2009,25(1):3-5.

[23] 邹书文,傅仕华,殷爱顺,等.功能部位深度烧伤削痂时保留变性真皮并移植大张自体皮58例[J].中国组织工程研究与临床康复,2009,13(5):957-960.

[24] 周红梅,吕国忠.组织工程皮肤的研究新进展[J].中华损伤与修复杂志:电子版,2010,5(4):532-537.

[25] 田伟,王效杰,赵海,等.小肠黏膜下基质修复大鼠皮肤缺损的实验研究[J].解剖学研究,2011,33(1):30-32.

[26] 王少云,吴迪,张丽,等.猪小肠黏膜下层治疗兔背部皮肤缺损的实验研究[J].昆明医学院学报,2011,32(6):12-16.

[27] 张歌,田伟.小肠黏膜下层作为组织工程支架材料的研究进展[J].沈阳医学院学报,2011,13(1):54-56.

[28] 王鸾,王效杰.小肠黏膜下层用作诱导组织再生及应用[J].沈阳医学院学报,2013,15(2):118-124.

[29] 徐祥,吕大伦.脱细胞真皮基质临床研究及应用进展[J].临床医学工程,2014,21(3):396-398.

[30] 朱绪国,于冠英,李耀南.等.深Ⅱ度烧伤皮肤构建复合皮移植模型的初步研究[J].山东大学学报(医学版),2014,52(4):53-57.

[31] 徐静静,蔡景龙,李毅,等.真皮支架材料的研究现状[J].中华创伤杂志,2015,31(2):180-182.

[32] 姜笃银,陈璧,王剑波,等.用Y染色体特异的DNA探针对冷冻异体胎儿真皮移植后的追踪观察[J].第四军医大学学报,1996,17(4):280-282.

[33] 姜笃银,陈璧,徐明达,等.冷冻异体胎儿真皮-自体表皮复合移植在三度烧伤切痂创面的应用[J].第四军医大学学报,1997,18(5):461-463.

[34] LIU H,YIN K,YAO K. Construction of chitosan-gelatin-hyaluronic acid artificial skin in vitro[J]. J Biomater Appl,2007,21(4):413-430.

[35] BOTTCHER-HABERZETH S,BIEDERMANN T,REICHMANN E. Tissue engineering of skin[J]. Burns,2010,36(4):450-460.

[36] GROEBER F,HOLEITER M,HAMPEL M,et al. Skin tissue engineering—in vivo and in vitro applications[J]. Adv Drug Deliv Rev,2011,63(4-5):352-366.

[37] LISTED N. Advancing tissue science and engineering:a foundation

for the future: a multi-agency strategic plan[J]. Tissue Eng, 2007,13(12):2825-2826.

[38] SUN X,FU X,HAN W,et al. Dedifferentiation of human terminally differentiating keratinocytes into their precursor cells induced by basic fibroblast growth factor[J]. Biol Pharm Bull,2011,34(7):1037-1045.

[39] YANNAS I V,ORGILL D P,BURKE J F. Template for skin regeneration[J]. Plast Reconstr Surg,2011,127(Suppl 1):60S-70S.

[40] LAROUCHE D, CUFFLEY K, PAQUET C, et al. Tissue-engineered skin preserving the potential of epithelial cells to differentiate into hair after grafting[J]. Tissue Eng Part A,2011,17(5/6):819-830.

[41] HUANG S,XU Y,W U C,et al. In vitro constitution and in vivo implantation of engineered skin constructs with sweat glands[J]. Biomaterials,2010,31(21):5520-5525.

[42] YOO B Y,SHIN Y H,YOON H H,et al. Hair follicular cell/organ culture in tissue engineering and regenerative medicine[J]. Bioch Eng J,2010,48(3):323-331.

[43] ELIA R,FUEGY P W,VANDELDEN A,et al. Stimulation of in vivo angiogenesis by in situ crosslinked,dual growth factor-loaded, glycosaminoglycan hydrogels[J]. Biomaterials, 2010, 31(17):4630-4638.

[44] WANG X,YOU C,HU X,et al. The roles of knitted mesh-reinforced collagen-chitosan hybrid scaffold in the one-step repair of full-thickness skin defects in rats[J]. Acta Biomater,2013,9(8):7822-7832.

[45] WANG X, WU P, HU X, et al. Polyurethane membrane/knitted mesh-reinforced collagen- chitosan bilayer dermal substitute for the repair of full-thickness skin defects via a two-step procedure[J]. J Mech Behav Biomed Mater,2016,56:120-133.

［46］FRUEH F S,MENGER M D,LINDENBLATT N,et al. Current and emerging vascularization strategies in skin tissue engineering［J］. Crit Rev Biotechnol,2017,37(5):613-625.

［47］KILARSKI W W,SAMOLOV B,PETERSSON L,et al. Biomechanical regulation of blood vessel growth during tissue vascularization［J］. Nat Med,2009,15(6):657-664.

［48］MACNEIL S. Progress and opportunities for tissue-engineered skin［J］. Nature,2007,445(7130):870-880.

［49］WILLIAMS D J,SEBASTINE I M. Tissue engineering and regenerative medicine：manufacturing challenges［J］. IEE Proceedings, Nanobiotechnology,2006,152(6):207-210.

［50］MAHJOUR S B,GHAFFARPASAND F,WANG H. Hair follicle regeneration in skin grafts：current concepts and future perspectives［J］. Tissue Eng Part B Rev,2012,18(1):15-23.

［51］LU C P,POLAK L,ROCHA A S,et al. Identification of stem cell populations in sweat glands and ducts reveals roles in homeostasis and wound repair［J］. Cell,2012,150(1):136-150.

［52］HUANG S,YAO B,XIE J,et al. 3D bioprinted extracellular matrix mimics facilitate directed differentiation of epithelial progenitors for sweat gland regeneration［J］. Acta Biomater,2016,32:170-177.

［53］LIU N B,HUANG S,YAO B,et al. 3D bioprinting matrices with controlled pore structure and release function guide in vitro self-organization of sweat gland［J］. Sci Rep,2016,6,34410.

［54］AUGER F A,LACROIX D,GERMAIN L. Skin substitutes and wound healing［J］. Skin Pharmacol Physiol,2009,22(2):94-102.

［55］BLANPAIN C,FUCHS E. Epidermal homeostasis：a balancing act of stem cells in the skin［J］. Nat Rev Mol Cell Biol,2009,10(3):207-217.

［56］EVES P C,BULLETT N A,HADDOW D,et al. Simplifying the delivery of melanocytes and keratinocytes for the treatment of vitiligo using a chemically defined carrier dressing[J]. J Invest Dermatol, 2008,128(6):1554-1564.

[57] GALLEGO L, JUNQUERA L, VILLARREAL P, et al. Use of cultured human epithelium for coverage: a defect of radial forearm free flap donor site[J]. Med Oral Patol Oral Cir Bucal,2010,15(1):e58-e60.

[58] PRIYA S G, JUNGVID H, KUMAR A. Skin tissue engineering for tissue repair and regeneration[J]. Tissue Eng Part B Rev,2008, 14(1):105-118.

[59] GANGATIRKAR P, PAQUET-FIFIELD S, LI A, et al. Establishment of 3D organotypic cultures using human neonatal epidermal cells[J]. Nat Protoc,2007,2(1):178-186.

[60] MUFFLER S, STARK H J, AMOROS M, et al. A stable niche supports long-term maintenance of human epidermal stem cells in organotypic cultures[J]. Stem Cells,2008,26(10):2506-2515.

[61] PERAMO A, MARCELO C L, GOLDSTEIN S A, et al. Novel organotypic cultures of human skin explants with an implant-tissue biomaterial interface[J]. Ann Biomed Eng,2009,37(2):401-409.

[62] XIAO S, ZHU S, LI H, et al. Feasibility study of composite skin reconstructed by mixing keratinocytes and acellular dermal matrix for wound repair[J]. Swiss Med Wkly,2009,139(1/2):16-21.

[63] XIAO S, ZHU S, MA B, et al. A new system for cultivation of human keratinocytes on acellular dermal matrix substitute with the use of human fibroblast feeder layer[J]. Cells Tissues Organs, 2008,187(2):123-130.

[64] WINDSOR M L, EISENBERG M, GORDON-THOMSON C, et al. A novel model of wound healing in the SCID mouse using a cultured human skin substitute[J]. Australas J Dermatol,2009,50(1):29-35.

[65] CHUNG K H, KIM T K, CHO B C, et al. Surgical treatment of

aplasia cutis congenita with acellular dermal graft and cultured epithelial autograft[J]. Dermatol Surg,2009,35(3):546-549.

[66] PITARRESI G,PALUMBO F S,CALABRESE R,et al. Crosslinked hyaluronan with a protein-like polymer: novel bioresorbable films for biomedical applications[J]. J Biomed Mater Res A,2008,84(2):413-424.

[67] VACIK J,DVORANKOVA B,MICHALEK J,et al. Cultivation of human keratinocytes without feeder cells on polymer carriers containing ethoxyethyl methacrylate: in vitro study[J]. J Mater Sci Mater Med,2008,19(2):883-888.

[68] THILAGAR S,JOTHI N A,OMAR A R,et al. Effect of keratin-gelatin and bFGF-gelatin composite film as a sandwich layer for full-thickness skin mesh graft in experimental dogs[J]. J Biomed Mater Res B Appl Biomater,2009,88(1):12-16.

[69] LIU Y,PETREACA M,YAO M,et al. Cell and molecular mechanisms of keratinocyte function stimulated by insulin during wound healing[J]. BMC Cell Biol,2009,10(1):1.

[70] APIKOGLU-RABUS S,IZZETTIN F V,TURAN P,et al. Effect of topical insulin on cutaneous wound healing in rats with or without acute diabetes[J]. Clin Exp Dermatol,2010,35(2):180-185.

[71] TORISEVA M,KÄHÄRI V M. Proteinases in cutaneous wound healing[J]. Cell Mol Life Sci,2009,66(2):203-224.

[72] OKABAYASHI R,NAKAMURA M,OKABAYASHI T,et al. Efficacy of polarized hydroxyapatite and silk fibroin composite dressing gel on epidermal recovery from full-thickness skin wounds[J]. J Biomed Mater Res B Appl Biomater,2009,90(2):641-646.

[73] YANG L,SHIRAKATA Y,TOKUMARU S,et al. Living skin equivalents constructed using human amnions as a matrix[J]. J Dermatol Sci,2009,56(3):188-195.

[74] KALYANARAMAN B,BOYCE S T. Wound healing on athymic

mice with engineered skin substitutes fabricated with keratinocytes harvested from an automated bioreactor[J]. J Surg Res,2009,152(2):296-302.

[75] FREDRIKSSON C, KRATZ G, HUSS F. Transplantation of cultured human keratinocytes in single cell suspension:a comparative in vitro study of different application techniques[J]. Burns,2008, 34(2):212-219.

[76] BANNASCH H, UNTERBERG T, FOHN M, et al. Cultured keratinocytes in fibrin with decellularised dermis close porcine full-thickness wounds in a single step[J]. Burns,2008,34(7):1015-1021.

[77] SCHLABE J, JOHNEN C, SCHWARTLANDER R, et al. Isolation and culture of different epidermal and dermal cell types from human scalp suitable for the development of a therapeutical cell spray [J]. Burns,2008,34(3):376-384.

[78] GORODETSKY R. The use of fibrin based matrices and fibrin microbeads(FMB) for cell based tissue regeneration [J]. Expert Opin Biol Ther,2008,8(12):1831-1846.

[79] BEN-ARI A, RIVKIN R, FRISHMAN M, et al. Isolation and implantation of bone marrow-derived mesenchymal stem cells with fibrin micro beads to repair a critical-size bone defect in mice[J]. Tissue Eng Part A,2009,15(9):2537-2546.

[80] HARTMANN A, QUIST J, HAMM H, et al. Transplantation of autologous keratinocyte suspension in fibrin matrix to chronic venous leg ulcers:improved long-term healing after removal of the fibrin carrier[J]. Dermatol Surg,2008,34(7):922-929.

[81] VELANDER P, THEOPOLD C, BLEIZIFFER O, et al. Cell suspensions of autologous keratinocytes or autologous fibroblasts accelerate the healing of full thickness skin wounds in a diabetic porcine wound healing model[J]. J Surg Res,2009,157(1):14-20.

[82] BACK C, DEARMAN B, LI A, et al. Noncultured keratinocyte/melanocyte cosuspension: effect on reepithelialization and repigmentation—a randomized, placebo-controlled study[J]. J Burn Care Res,2009,30(3):408-416.

[83] MULEKAR S V,GHWISH B,AL ISSA A,et al. Treatment of vitiligo lesions by ReCell vs. conventional melanocyte-keratinocyte transplantation:a pilot study[J]. Br J Dermatol,2008,158(1):45-49.

[84] ZWEIFEL C J,CONTALDO C,KOHLER C,et al. Initial experiences using non-cultured autologous keratinocyte suspension for burn wound closure[J]. J Plast Reconstr Aesthet Surg,2008,61(11):e1-e4.

[85] BENATHAN M,DARWICHE S,RAFFOUL W. Human epidermal cultures screened for residual murine feeder cells-No contaminants found[J]. Burns,2009,35(Suppl 1):S20-S20.

[86] PANACCHIA L,DELLAMBRA E,BONDANZA S,et al. Nonirradiated human fibroblasts and irradiated 3T3-J2 murine fibroblasts as a feeder layer for keratinocyte growth and differentiation in vitro on a fibrin substrate[J]. Cells Tissues Organs,2010,191(1):21-35.

[87] OMOTO M,MIYASHITA H,SHIMMURA S,et al. The use of human mesenchymal stem cell-derived feeder cells for the cultivation of transplantable epithelial sheets[J]. Invest Ophthalmol Vis Sci,2009,50(5):2109-2115.

[88] RICHARDS S,LEAVESLEY D,TOPPING G,et al. Development of defined media for the serum-free expansion of primary keratinocytes and human embryonic stem cells[J]. Tissue Eng Part C Methods,2008,14(3):221-232.

[89] AASEN T,BELMONTE J C. Isolation and cultivation of human keratinocytes from skin or plucked hair for the generation of induced pluripotent stem cells[J]. Nat Protoc,2010,5(2):371-382.

[90] SCHURR M J,FOSTER K N,CENTANNI J M,et al. Phase Ⅰ/Ⅱ clinical evaluation of StrataGraft:a consistent,pathogen-free human skin substitute[J]. J Trauma,2009,66(3):866-873.

[91] RASMUSSEN C A,GIBSON A L,SCHLOSSER S J,et al. Chimeric composite skin substitutes for delivery of autologous keratinocytes to promote tissue regeneration[J]. Ann Surg,2010,251(2):368-376.

[92] GUENOU H,NISSAN X,LARCHER F,et al. Human embryonic stem-cell derivatives for full reconstruction of the pluristratified epidermis:a preclinical study[J]. Lancet,2009,374(9703):1745-1753.

[93] SINGH H,HUTMACHER D W. Bioreactor studies and computational fluid dynamics[J]. Adv Biochem Eng Biotechnol,2009(112):231-249.

[94] GUSTAFSON C J,BIRGISSON A,JUNKER J,et al. Employing human keratinocytes cultured on macroporous gelatin spheres to treat full thickness-wounds:an in vivo study on athymic rats[J]. Burns,2007,33(6):726-735.

[95] BORG D J,DAWSON R A,LEAVESLEY D I,et al. Functional and phenotypic characterization of human keratinocytes expanded in microcarrier culture[J]. J Biomed Mater Res A,2009,88(1):184-194.

[96] LI W,DANILENKO D M,BUNTING S,et al. The serine protease marapsin is expressed in stratified squamous epithelia and is up-regulated in the hyperproliferative epidermis of psoriasis and regenerating wounds[J]. J Biol Chem,2009,284(1):218-228.

[97] KATO T,TAKAI T,FUJIMURA T,et al. Mite serine protease activates protease-activated receptor-2 and induces cytokine release in human keratinocytes[J]. Allergy,2009,64(9):1366-1374.

[98] OGAWA T,TAKAI T,KATO T,et al. Upregulation of the release

of granulocyte-macrophage colony-stimulating factor from keratinocytes stimulated with cysteine protease activity of recombinant major mite allergens,Der f 1 and Der p 1[J]. Int Arch Allergy Immunol,2008,146(1):27-35.

[99] REA S,GILES N L,WEBB S,et al. Bone marrow-derived cells in the healing burn wound-more than just inflammation[J]. Burns, 2009,35(3):356-364.

[100] LACO F,KUN M,WEBER H J,et al. The dose effect of human bone marrow-derived mesenchymal stem cells on epidermal development in organotypic co-culture[J]. J Dermatol Sci,2009,55 (3):150-160.

[101] KWON D S,GAO X,LIU Y B,et al. Treatment with bone marrow-derived stromal cells accelerates wound healing in diabetic rats[J]. Int Wound J,2008,5(3):453-463.

[102] DULCHAVSKY D,GAO X,LIU Y B,et al. Bone marrow-derived stromal cells(BMSCs) interact with fibroblasts in accelerating wound healing[J]. J Invest Surg,2008,21(5):270-279.

[103] BRADLEY A J,NADIA A B,ROBIN A F. 3D cell culture opens new dimensions in cell-based assays[J]. Drug Discovery Today, 2009,14(1/2):102-107.

[104] HEATHER M P,DOROTHY M S,STEVEN T B. Influence of electrospun collagen on wound contraction of engineered skin substitutes[J]. Biomaterials,2008,29(7):834-843.

[105] KIM I Y,SEO S J,MOON H S,et al. Chitosan and its derivatives fortissue engineering applications[J]. Biotechnol Adv,2008,26 (1):1-21.

[106] NGUYEN D Q,POTOKAR T S,PRICE P. An objective long-term evaluation of Integra(a dermal skin substitute) and split thickness skin grafts,in acute burns and reconstructive surgery[J]. Burns,2010,36(1):23-28.

[107] RNJAK J,WISE S G,MITHIEUX S M,et al. Severe burn injuries and the role of elastin in the design of dermal substitutes[J]. Tissue Eng,2010,17(2):81-93.

[108] HASLIK W,KAMOLZ L P,MANNA F,et al. Management of full-thickness skin defects in the hand and wrist region:first long-term experiences with the dermal matrix matriderm[J]. J Plast Reconstr Aesthet Surg,2010,63(2):360-364.

[109] HALIM A S,KHOO T L,MOHD YUSSOF S J. Biologic and synthetic skin substitutes:an overview[J]. Indian J Plast Surg,2010,43(Suppl):S23-S28.

[110] MURRAY R C,GORDIN E A,SAIGAL K,et al. Reconstruction of the radial forearm free flap donor site using Integra artificial dermis[J]. Microsurgery,2011,31(4):104-108.

[111] LEUNG A,CROMBLEHOLME T M,KESWANI S G. Fetal wound healing:implications for minimal scar formation[J]. Curr Opin Pediatr,2012,24(3):371-378.

[112] HU D H,ZHANG Z F,ZHANG Y G,et al. A potential skin substitute constructed with hEGF gene modified HaCaT cells for treatment of burn wounds in a rat model[J]. Burns,2012,38(5):702-712.

[113] VARKEY M,DING J,TREDGET E E. Advances in skin substitutes-potential of tissue engineered skin for facilitating anti-fibrotic healing[J]. J Funct Biomater,2015,6(3):547-563.

中英文名词对照

1-乙基-3-(二甲氨基丙基)-碳二亚胺[1-ethyl-3-(dimethylaminopropyl)-carbodiimide,EDAC]
白细胞介素-10(interleukin-10,IL-10)
表皮生长因子(epidermal growth factor,EGF)
丙交酯与乙交酯的共聚物[poly(lactic-co-glycolic acid),PLGA]
波形蛋白(vimentin)
成纤维细胞(fibroblast,Fb)
成纤维细胞生成因子-2(fibroblast growth factor-2,FGF-2)
蛋白聚糖(proteoglycan)
分散酶(dispase)
干细胞(stem cell)
骨髓间充质干细胞(bone marrow mesenchymal stem cell,BMMSC)
基底角质细胞(basal keratinocyte)
基质金属蛋白酶(matrix metallo protease,MMP)
碱性成纤维细胞生长因子(basic fibroblast growth factor,bFGF)
胶原(collagen)
角质形成细胞(keratinocyte)
近二倍体永恒皮肤角化细胞(near-dipoidlmmortalizedkeratinocyteskin,NIKS cell)
聚氨酯(polyurethane,PU)
聚丙交酯(polylactide,PLA)
聚己内酯(polycaprolactone,PCL)
聚乙交酯(polyglycolide acid,PGA)
聚乙烯吡咯烷酮碘(polyvinylpyrrolidone-I,PVP-I)

中英文名词对照

朗格汉斯细胞（Langerhans cells）

粒细胞集落刺激因子（granulocyte colony stimulating factor, G-CSF）

粒细胞巨噬细胞集落刺激因子（granulocyte-macrophage colony stimulating factor, GM-CSF）

磷酸盐缓冲液（phosphate buffered saline, PBS）

毛囊干细胞（hair follicle stem cell）

内披蛋白（involucrin）

胚胎干细胞（embryonic stem cell, ESC）

培养的上皮自体移植（cultured epithelial autografts, CEAs）

脐带血干细胞（umbilical cord stem cell, UCSC）

人类白细胞抗原-ABC（human leukocyte antigen-ABC, HLA-ABC）

人类白细胞抗原-DR（human leukocyte antigen-DR, HLA-DR）

人胚胎干细胞（human embryonic stem cell, hESC）

人胚胎干细胞转分化的基底角质细胞（keratinocyte derived from human embryonic stem cells, K-hESC）

深二度烧伤皮肤（deep second-degree burn skin, DBS）

深二度烧伤真皮基质（deep burn dermal matrix, DBDM）

生长因子（growth factor, GF）

苏木精-伊红染色（hematoxylin-eosin staining, HE）

脱细胞真皮基质（acellular dermal matrix, ADM）

脱氧核糖核酸（deoxyribonucleic acid, DNA）

细胞外基质（extracellular matrix, ECM）

纤维连接蛋白（fibronectin）

小肠黏膜下层（small-intestinal submucosa, SIS）

血管内皮生长因子（vascular endothelial growth factor, VEGF）

胰蛋白酶（trypsin）

乙二胺四乙酸（ethylenediaminetetraacetic acid, EDTA）

引导组织再生（guided tissue regeneration, GTR）

种子细胞（seed cell）

诱导多能干细胞（induced pluripotent stem cells, iPS cells）

主要组织相容性复合体(major histocompatibility complex,MHC)
转化生长因子 β(transforming growth factor-β,TGF-β)
总体表面积(total body surface area,TBSA)
组织工程(tissue engineering)
组织工程皮肤(tissue-engineered skin,TES)
组织工程支架(scaffold for tissue engineering)

附录 复合皮应用于烧创伤患者的专家共识(初稿)

1 前言

烧创伤、瘢痕或肿瘤切除引起的人体大面积皮肤缺损是困扰临床医师的一大难题[1,2]。随着我国人口的逐渐老龄化,糖尿病足、压疮和各种原因引起的慢性溃疡的发病率逐年增高[3],植皮、皮瓣转移是目前最常用的创面修复手段,但自体组织来源受限、供皮区缺少或供皮区损伤、植皮区瘢痕挛缩等问题仍难以解决[4,5]。1998年,孙永华等[6]成功研制出人脱细胞异体真皮,并复合自体薄皮片一次性移植治疗三度烧伤,为复合皮在国内应用首开先河。随着现代生物材料学的不断发展,复合皮技术已广泛应用于临床,但因其种类繁多,目前仍存在认识不同、使用方法不够统一等情况。鉴于此,中国老年医学学会烧创伤分会组织全国学术界的同仁讨论并编写了本共识,旨在汇集国内外最新的研究进展和专家意见,就复合皮在烧创伤患者中应用的适应证、使用方法、禁忌证以及注意事项等方面达成共识,形成合理、统一、规范的使用指南,供同行参考。

2 复合皮的真皮基质的分类、特点及其临床应用

复合皮的真皮基质可分为同种与异种ADM、变性真皮基质、瘢痕真皮基质以及人工真皮基质。

2.1 ADM

2.1.1 ADM的概述

ADM是通过物理、化学或生物方法去除皮肤内的细胞成分,保留真皮细胞外基质(extracellular matrix,ECM)和三维空间框架结构的生物材料。ECM具有良好的生物活性,不仅能为组织提供机械支持,还能促进细胞黏附并调节细胞行为[7,8]。预先去除异体或异种组织内的细胞成分,保留以胶原为主要结构的ECM,可有效降低材料的免疫原性[9,10]。复习文献,关于ECM的研究可追溯至20世纪40年代,美国科学家Poel WE首次通过低温粉碎技术去除肌组织内的细胞成分,获得脱细胞匀浆[11]。Poel WE的这一创举开辟了基于脱细胞技术构建生物材料治疗疾病的新时代,此后相关研究成果不断涌现:1964年Grillo HC等[12]首次报道了真皮组织的脱细胞方法,1995年Wainwright DJ[13]研制出商品化的真皮替代物——AlloDerm,并成功用于烧伤创面治疗,1999年姜笃银、陈璧等[14]报道了应用戊二醛交联异种和异体ADM,并与自体刃厚皮复合移植,成功修复Ⅲ度烧伤切痂创面。ADM移植后吸收率低、再生力强、支架模板功能稳定。时至今日,ADM作为组织填充物、补片以及真皮替代物已广泛用于泌尿外科[15]、神经外科[16][17]、口腔科[18]、眼科[19]、妇科[20]、乳房重建[21]以及各种创面修复[22]等领域。

2.1.2 ADM的分类

ADM按照材料来源可分为异体ADM(人源性)和异种ADM(动物源性)。人ADM由捐献的同种异体真皮制成,通过去除表皮和皮下组织,然后通过化学洗脱技术对真皮进一步处理,除去引起排斥反应的细胞成分,保留了真皮内ECM、胶原蛋白、蛋白多糖和三维空间框架结构。异种ADM取材条件可控,常见的异种ADM来源于猪和牛。由于供、受体MHC分子结构以及基底膜成分差异较大,异种ADM移植后炎症免疫反应较同种ADM者重[23,24]。通过酶反应法去除半乳糖-α(1,3)-半乳糖抗原,可极大地降低材料的免疫原性。这种方式处理的猪ADM在移植后,宿主细胞可迅速迁入材料孔隙,早期即可在材料周围达到稳定的力学强度[25]。

ADM按照材料结构可分为交联型和非交联型,最常用的交联剂是戊二醛。交联后ADM抗原性显著降低,力学强度更好[26,27]。车鹏程等[28]通过精确控制交联时间,保留ADM生物活性的同时将戊二醛的细胞毒性降至最低。交联型ADM降解时间长,适用于肉芽创面和轻度感染创面。

2.1.3　ADM的作用机制及转归

ADM含有丰富的天然生物信息,具有促进细胞黏附、增殖,诱导组织再生等特性,其疏松的三维多孔结构可为血管和组织长入提供空间[29]。ADM用于创面修复时,可为表皮细胞提供附着点,促进基底膜结构重组。ADM特殊的孔隙结构可促使内皮细胞和成纤维细胞迁入,进而发挥"模板"作用,诱导组织生长,并进行局部改建。同时ADM的基质成分在胶原酶作用下不断降解,最终被自身组织替代。

2.1.4　ADM在创面修复中的应用

ADM作为真皮替代物已广泛应用于创面修复,且收到良好效果。其适应证主要包括:①三度烧伤创面;②外伤或体表肿瘤切除导致的大面积皮肤缺损;③肉芽组织创面;④瘢痕溃疡;⑤瘢痕切除/松解后的新鲜创面;⑥拟行植皮手术,担心供皮区形成瘢痕的患者。

术前准备:加强营养支持,纠正贫血、低蛋白血症等症状,维持水、电解质平衡。

受皮区准备:烧伤切痂创面要求彻底切除坏死组织,深达深筋膜;瘢痕切除后创面需松解挛缩的筋膜,保留有活力的致密脂肪垫,保持受皮区平整;关节部位的挛缩瘢痕,需彻底松解,释放牵拉组织,恢复肢体的正常活动范围。根据松解后关节的稳定程度,可使用克氏针(或术后使用外固定)固定关节于功能位;瘢痕溃疡需切至正常组织;慢性创面常伴有陈旧水肿的肉芽组织,需以高渗盐水湿敷或切除肉芽组织及其下的纤维板，显露出新鲜组织，改慢性创面为急性损伤；感染的肉芽组织创面需局部浸浴，控制感染，术前用1%过氧化氢溶液、生理盐水及甲硝唑反复冲洗，术中刮除肉芽组织。脂肪组织抗感染力差，易出现坏死、液化，应避免在脂肪层移植ADM。

手术方法：手术可分为一步法和二步法。一步法是同时将ADM和自体刃厚皮片移植到创面，手术一次完成。一步法治疗时间短，减少病人痛苦，医疗费用少、效果好，临床应用最多。术中受皮区创面彻底止血后，用生理盐水将ADM反复清洗3次，修剪漂浮的纤维。ADM打孔后拉开，真皮深面向下，基底膜面朝外，移植于创面，松紧合适。用3-0丝线先定点缝合，然后毯边缝合ADM的四周，边距约0.5 cm，注意避免挤压ADM，防止破坏其三维结构。用电动/气动取皮刀切取自体刃厚皮，皮片薄如蝉翼，呈透明状。将自体刃厚皮片平铺于ADM上，四周超出创缘0.3～0.5 cm，定点缝合数针固定(表皮不需缝合)。外覆网眼纱，再覆一层湿纱布，其上再予较多湿纱布、干纱布松散放置，打包固定。有些部位不便于加压，可用负压封闭引流技术(vacuum sealing drainage,VSD)，使复合皮更好地贴附于创面。术后用石膏或可塑性夹板限制植皮区的活动。创面情况较差时，如创基不新鲜、血运不良等，可采用VSD准备创面，5～10 d后，创面新鲜，即可行ADM移植。采用一步法或二步法由医患商量决定。

一步法术后，首次换药时间以术后第10～14天为宜，使ADM和皮片有足够时间血管化，避免过早换药引起压力改变或皮片移位，术后3周拆线。感染创面可在术后第5～7天换药，但应操作仔细，动作轻柔，将创面敷料完全浸湿后再揭去，包扎时防止皮片移动，根据创面分泌物多少，决定下次换药时间。

2.1.5 禁用或慎用ADM的创面

①ADM禁用于感染未控制的创面；②进行性加深的创面慎用ADM，如电击伤、放射性损伤等[30]；③血管性溃疡慎用ADM，需通畅血管，保证创基血供；④胶原过敏体质者慎用ADM；⑤恶性创面

慎用ADM。

2.1.6　ADM创面应用的注意事项

（1）既往认为二步法在皮片成活率上优于一步法[31]。Munster等[32]报道的一项随机对照研究（randomized controlled trial，RCT）显示，一步法在皮片成活率、愈合时间以及1年后瘢痕形成等方面与二步法无异。专家认为，复合皮片的成活依赖于组织液的渗透、营养，在创基新鲜、血运丰富的前提下推荐一步法。

（2）术后首次换药时间可影响皮片的成活率。一步法术后首次换药时间可适当延长，以10～14 d为宜[33]。如有感染，可于术后第5～7天换药。创面如有分泌物，可行湿敷，继续加压包扎。

（3）使用ADM前需彻底清创，确切止血，ADM使用前制成网状。若术后发现ADM下积液，需充分引流。

（4）创基需平整，确保ADM与创面贴附完好，自体皮片可覆盖凡士林纱布，再适当加压包扎或使用VSD，肢体需妥善固定。

（5）创面愈合后，关节部位早期功能锻炼。

2.2　变性真皮基质

2.2.1　变性真皮基质的概述

变性真皮是指深度烧伤创面通过浅削痂或刮痂保留一层真皮组织，被保留的真皮组织经病理证实并未发生坏死，呈玻璃样变性[34]。在保留的变性真皮表面应用大张自体薄中厚皮片移植修复，术后皮片不但成活良好，而且避免了瘢痕增生挛缩畸形，早期能获得良好的功能和外形[35]。

2.2.2　变性真皮基质的作用机制及转归

与单纯刃厚皮移植相比，保留变性真皮预后更好，同时又解决了全层皮肤移植时供区损伤较大的缺点。保留变性真皮在创面修复过程中可能有以下作用：①保留了可逆性损伤真皮的三维构架，这层变性的真皮可能起着"生物模板"作用，诱导成纤维细胞、内皮细胞长入并合成新生血管和胶原，使变性真皮复苏转化成"新生真皮"。②保留了完整的皮下组织及脂肪穹隆,使皮下至真皮乳头层全套血管系统免遭破坏,从而保证变性真皮有充足的血供基础,有利于变性真皮的可逆性转化及移植皮片的成活。③尽可能多地保留了真皮组织,保证了术后真皮厚度,提高了创面愈合质量。于冠英等[36]用 Trypsin-TritonX-100 溶液处理变性真皮,异体埋植后,可见成纤维细胞、炎性细胞及毛细血管浸润、生长。细胞因子微阵列分析表明,变性真皮基质不产生过量有害的烧伤毒素[37]。深二度烧伤创面浅削痂动物模型显示,保留的变性真皮能够逐渐复苏,其结构、形态及生物力学接近正常[34]。在细胞水平和分子水平上,热变性成纤维细胞与血管内皮细胞可以恢复到正常状态,其机制可能与细胞的保护分子 HSP90、PPAR-β、核仁素以及 miRNAs[35,38-43]有关。

2.2.3 保留变性真皮的应用

手术方法:保留变性真皮手术时机,应根据患者的具体情况于伤后第 2~5 天进行,手术时应根据各部位创面深浅采用浅削痂、刮痂或水刀等进行清创。清创时四肢不需上止血带,但坏死组织应清除干净,正确判断坏死组织与变性真皮组织是手术成功的关键。通常坏死组织呈浅黄色,而变性真皮呈白色。镜下前者呈凝固性坏死,后者为玻璃样变性。清创后的变性真皮表面有血清样液体渗出或有散在小出血点即可。若变性真皮较厚,可行"#"形切开以便血浆渗出,营养皮片。切开时避免破坏真皮下血管网。根据创面部位、大小、形状,选用取皮鼓、气动或电动取皮机、滚轴刀等取薄中厚皮片覆盖创面,保持皮片自然张力,边缘缝合固定,适当加压包扎,10 d 后拆线。皮片切取的厚度以薄中厚皮片为宜,避免供皮区出现瘢痕增生,影响美观[35,44]。

2.2.4 保留变性真皮的注意事项

(1)术中需仔细辨别坏死组织和变性组织。
(2)术中切开变性真皮时需注意保护真皮下血管网。
(3)移植的自体断层皮片应具有一定的厚度,以保证受皮区远期满意的外形和功能。若变性真皮较厚,则移植薄中厚皮片;若变性真皮较薄或散在缺失,则以中厚皮片移植[44]。

(4)四肢手术不需上止血带,避免创面的缺血再灌注损伤。

2.3 瘢痕真皮基质

2.3.1 瘢痕真皮基质的概述

瘢痕不仅有外观改变,而且因其自身所特有的瘙痒、疼痛、挛缩等特点,给患者的生活造成了极大的影响。临床医生在进行瘢痕畸形修复时,大量的瘢痕组织被切除并遗弃。韩军涛[45]等利用患者自身的断层瘢痕组织,作为真皮支架,结合自体刃厚皮,构建了一种新型的自体断层瘢痕组织复合皮并取得了良好的治疗效果。这种自体断层瘢痕组织结合自体刃厚皮所构建的新型复合皮,在进行瘢痕挛缩畸形修复的同时,有效地避免了供皮区的二次损伤及其愈后的瘢痕,极大地保护了优质的正常皮源,为大面积深度烧伤患者后遗畸形的修复提供了一种崭新的技术手段,值得做进一步的研究及临床推广。

2.3.2 瘢痕真皮基质的特点

与临床现有的异体 ADM 相比,断层瘢痕组织具有以下特点:①来源广泛,取材容易,制备简单,费用低;②属于自体组织,无伦理限制;③组织结构与正常真皮相似,含有大量自体胶原、血管内皮细胞、成纤维细胞等;④离体时间短,瘢痕基质内的毛细血管可迅速与创基的新生血管再通,利于复合皮成活;⑤瘢痕表皮回植于瘢痕真皮供区,术后外观无明显改变,二次损伤轻。在成人的瘢痕挛缩畸形修复过程中,自体断层瘢痕组织复合皮取得了良好的临床效果。在此基础上,韩军涛等将这一技术用于患儿的瘢痕挛缩畸形修复并进行了长期的随访观察。发现这种来源于患儿自身的断层瘢痕组织复合皮,具有成活率高、质地良好、瘢痕反应轻、临床效果明显优于中厚植皮等特点,同时其瘢痕皮供区在进行瘢痕表皮回植后未出现明显的瘢痕反应,外观与术前无明显差异,对患儿的二次损伤轻微。此外,以瘢痕组织较厚的区域作为供区,用电动/气动取皮机可多次重复切取断层瘢痕组织,制备较大面积的自体断层瘢痕组织复合皮,以满足严重畸形修复的需要。

2.3.3 瘢痕组织复合皮的构建及其临床应用

手术方法:根据患者自身瘢痕的范围和成熟程度,以成熟瘢痕组织为首选,以躯干、下肢等平坦部位且瘢痕范围广泛之处为供区,切取方式分两种:①成熟、质地柔软的瘢痕组织以鼓式取皮机切取厚层瘢痕皮,之后按 0.3~0.5 mm 厚度反取断层瘢痕组织;②增生期瘢痕或瘢痕供区较厚者,可用电动/气动取皮机先切取瘢痕表皮层,再切取 0.3~0.5 mm 厚度的断层瘢痕组织,可反复多层切取。将切取的断层瘢痕组织,用网状制皮机按 1∶1 比例拉网,清洗备用。瘢痕表皮回植供区,不足之处以刃厚皮代替,常规加压包扎,7~10 d 后更换敷料,查看皮片成活情况。瘢痕挛缩松解后的继发创面,予以冲洗、止血,将所制备的断层瘢痕组织网状支架植于瘢痕松解后的继发创面,边缘以 5-0 可吸收线缝合固定,其上再覆盖自体刃厚皮(取自头皮或身体其他部位,包括浅度烧伤愈合区),形成自体断层瘢痕组织复合皮。常规加压包扎。术后第 7~10 天打开敷料,观察皮片成活情况。

2.3.4 瘢痕组织复合皮应用的注意事项

尽量避免选取凸凹不平的瘢痕作为供区。由于瘢痕表皮不完整,术中难以回植,且瘢痕支架中易有瘢痕表皮残留。

2.4 商品化的人工真皮基质及其应用

2.4.1 Integra®

Integra®是一种双层的皮肤替代物。表皮层是硅胶膜,真皮层由牛胶原共价交联氨基葡聚糖、硫酸软骨素构成[46]。应用于创面修复时,真皮层逐渐被自体细胞取代。Integra®适用于部分或全层皮肤缺损。新生真皮组织贴附于创基,10~14 d 血管化,此时可揭去表层硅胶膜,其上移植自体刃厚皮。

2.4.2 Dermagraft®

Dermagraft®是一种将新生儿包皮成纤维细胞嵌入聚乳酸网片而制成的人工皮肤替代物。移植于创面约2周后,成纤维细胞大量增殖并分泌胶原蛋白、黏多糖、纤维粘连蛋白以及生长因子。随着时间推移,聚乳酸网片逐渐被吸收,最终被患者自体组织替代[47]。Dermagraft®可作为临时或永久的创面覆盖材料,用于烧伤削痂创面、静脉性溃疡及压疮的治疗。

2.4.3 Pelnac®

Pelnac®是一种双层结构的人工真皮。上层为硅胶膜,下层为猪皮中提取的胶原蛋白。硅胶膜可阻隔外界细菌、防止水分蒸发;三维结构的胶原海绵为组织再生提供支架,免疫反应小。使用时取Pelnac®浸泡于生理盐水10 min,裁剪后将胶原海绵层紧贴创面,缝合后用尖刀片在Pelnac®上划出引流孔,打包固定。术后10 d拆包,3周去除上层硅胶膜,行自体刃厚皮移植。Pelnac®应用后期瘢痕形成少,外观好。

2.4.4 Apligraf®

Apligraf®是一种双层组织工程化皮肤替代物,结构与正常皮肤类似。下层是由Ⅰ型牛胶原蛋白和成纤维细胞组成,上层是角质细胞。成纤维细胞和角质细胞均来源于新生儿包皮。Apligraf®的保质期只有5 d,其携带的活细胞可适应机体的微环境,临床上已应用于静脉性溃疡及糖尿病足的治疗。其不足之处是应用后创面感染率达10.5%,创面收缩率较中厚皮移植高,异体表皮常于2~3个月后被排斥,需行自体皮移植。

3 总结

本文全面回顾了复合皮在创面修复中的应用,以期建立可靠、实用、有序的创面封闭流程,供临床医师参考。尽管复合皮在修复重建外科已展示出巨大的应用潜能,然而目前相关的临床研究大多属于描述性或非随机对照研究,高水平的 RCT 以及荟萃分析仍然缺乏,未来需要更多的大样本、多中心、高质量的 RCT 进一步评估复合皮在各种适应证中的疗效,以便更好地指导临床[48]。此外,ADM 及人工真皮基质的昂贵价格限制了其应用,如何寻找廉价的皮源材料将是未来努力的方向。由于 ADM 和瘢痕基质缺乏皮肤附件,其远期疗效仍是我们关注的话题,需要整合材料学、干细胞学及生物工程等学科技术,功能化构建人类皮肤。生物支架材料内在的天然生物信息与宿主相互作用的分子信息网络仍待阐明,这一问题的解答将为实现人体组织的原位再生提供关键的理论支撑。保留变性真皮移植后偶见皮片坏死,考虑与坏死组织残留有关。在临床中,很难掌握削痂层次的深浅,磨痂术与保留变性真皮有效结合,可弥补这一缺点。

(邱道静　黄晓元　韩军涛　姜笃银)

参考文献

[1] QING L,WU P,YU F,etal. Use of dual-skin paddle anterolateral thigh perforator flaps in the reconstruction of complex defect of the foot and ankle[J]. J Plast Reconstr Aesthet Surg,2018,71(9):1231-1238.

[2] LUCICH E A,RENDON J L,VALERIO IL. Advances in addressing full-thickness skin defects: a review of dermal and epidermal substitutes[J]. Regen Med,2018,13(4):443-456.

[3] JIANG Y,HUANG S,FU X,etal. Epidemiology of chronic cutaneous wounds in China[J]. Wound Repair Regen,2011,19(2):181-188.

[4] GRASSETTI L,SCALISE A,LAZZERI D,etal. Perforator flaps in late-stage pressure sore treatment: outcome analysis of 11-year-long experience with 143 patients[J]. Ann Plast Surg,2014,73(6):

679-685.

[5] TOMOUK T, MOHAN AT, AZIZI A, etal. Donor site morbidity in DIEP free flap breast reconstructions: A comparison of unilateral, bilateral, and bipedicled surgical procedure types[J]. J Plast Reconstr Aesthet Surg, 2017, 70(11): 1505-1513.

[6] 孙永华, 李迟, 王春元, 等. 脱细胞异体真皮与自体薄皮片移植的研究与应用[J]. 中华整形烧伤外科杂志, 1998, (05): 370-373, 402.

[7] HUSSEY G S, DZIKI J L, BADYLAK SF. Extracellular matrix-based materials for regenerative medicine[J]. Nature Reviews Materials, 2018, 3(7): 159-173.

[8] MADL C M, HEILSHORN S C, BLAU HM. Bioengineering strategies to accelerate stem cell therapeutics[J]. Nature, 2018, 557(7705): 335-342.

[9] 姜笃银, 陈璧. 无细胞异种真皮基质的研究进展[J]. 中华烧伤杂志, 2003, (z1): 66-68.

[10] 姜笃银, 钱春华, 周兵, 等. 不同脱细胞方法对无细胞真皮基质抗原成分的影响[J]. 中国临床康复, 2005, 9(6): 35-37.

[11] POEL W E. Preparation of Acellular Homogenates From Muscle Samples[J]. Science, 1948, 108(2806): 390-391.

[12] GRILLO H C, MCKHANN CF. The Acceptance and Evolution of Dermal Homografts Freed of Viable Cells[J]. Transplantation, 1964, 2: 48-59.

[13] WAINWRIGHT D J. Use of an Acellular Allograft Dermal Matrix (Alloderm) in the Management of Full-Thickness Burns[J]. Burns, 1995, 21(4): 243-248.

[14] 姜笃银, 陈璧, 贾赤宇, 等. 戊二醛交联的异种/异体脱细胞真皮基质的制作及临床应用观察[J]. 第四军医大学学报, 1999, 20(5): 371-374.

[15] 辛钟成. 阴茎短小综合征的诊断与治疗[J]. 临床泌尿外科杂

志,2007,22(11):801-804.

[16] 杨荣强.异种脱细胞真皮基质临床应用研究与进展[J].中国美容医学,2017,26(9):132-135.

[17] PATEL K M,BHANOTP. Complications of acellular dermal matrices in abdominal wall reconstruction[J]. Plast Reconstr Surg,2012,130(5 Suppl 2):216S-224S.

[18] EL-KASSABY M A,KHALIFAH M A,METWALLY S A,et al. Acellular dermal matrix allograft:An effective adjunct to oronasal fistula repair in patients with cleft palate[J]. Ann Maxillofac Surg,2014,4(2):158-161.

[19] 胡定琴,范先群.脱细胞异体真皮充填治疗眼周凹陷畸形[J].临床眼科杂志,2008,16(6):538-540.

[20] 杨蓉,杨欣.异体脱细胞真皮基质用于阴道成形术的远期疗效观察[J].中国妇产科临床杂志,2008,9(3):222-223.

[21] MAXWELL G P,GABRIELA. Acellular dermal matrix for reoperative breast augmentation[J]. Plast Reconstr Surg,2014,134(5):932-938.

[22] DAAR D A,GANDY J R,CLARK E G,etal. Plastic Surgery and Acellular Dermal Matrix:Highlighting Trends from 1999 to 2013[J]. World J Plast Surg,2016,5(2):97-108.

[23] DESAGUN E Z,BOTTS J L,SRIVASTAVA A,etal. Long-term outcome of xenogenic dermal matrix implantation in immunocompetent rats[J]. J Surg Res,2001,96(1):96-106.

[24] 陈一宁,但卫华,但年华.脱细胞真皮基质的改性及应用概述[J].材料导报,2018,32(13):2311-2319.

[25] BUTLER C E,BURNS N K,CAMPBELL K T,et al. Comparison of Cross-Linked and Non-Cross-Linked Porcine Acellular Dermal Matrices for Ventral Hernia Repair[J]. Journal of the American College of Surgeons,2010,211(3):368-376.

[26] POWELL H M,BOYCE S T. EDC cross-linking improves skin

substitute strength and stability[J]. Biomaterials,2006,27(34):5821-5827.

[27] 姜笃银,陈璧,徐明达,等.异种脱细胞真皮基质的制作和临床应用观察[J].中华烧伤杂志,2002,18(1):15-18.

[28] 车鹏程,孙红,戚孟春.戊二醛交联时间对人脱细胞真皮基质生物学性质的影响[J].解剖学杂志,2009,32(1):41-44.

[29] 陈璧,姜笃银,贾赤宇,等.复合皮移植的实验研究与临床应用[J].中华烧伤杂志,2004,20(6):347-350.

[30] 石富胜,张晨阳,王宇龙,等.异种(猪)脱细胞真皮基质敷料在不同深度烧伤创面的应用[J].中华损伤与修复杂志(电子版),2018,(1):54-57.

[31] 陈炯,韩春茂,张力成.异种(猪)脱细胞真皮基质与自体皮复合移植的临床应用[J].中华整形外科杂志,2002,(5):271-272.

[32] MUNSTER A M,SMITH-MEEK M,SHALOM A. Acellular allograft dermal matrix: immediate or delayed epidermal coverage?[J]. Burns,2001,27(2):150-153.

[33] 姜笃银,聂兰军,蔡景龙,等.深度烧伤患者四肢关节功能部位的复合皮移植应用[J].中国医药生物技术,2007,(1):23-27.

[34] 黄晓元.更进一步提高深度烧伤创面修复质量[J].中华烧伤杂志,2009,25(1):3-5.

[35] 黄晓元,杨兴华,雷少榕,等.变性真皮与自体皮复合移植修复手部深度烧伤[J].中华烧伤杂志,2001,17(1):60-61.

[36] 于冠英,李川,朱绪国,等.小鼠烧伤坏死真皮基质的制备方法及生物学评价[J].感染、炎症、修复,2013,14(3):146-149,封143.

[37] YU G,YE L,TAN W,et al. A novel dermal matrix generated from burned skin as a promising substitute for deep-degree burns therapy[J]. Mol Med Rep,2016,13(3):2570-2582.

[38] JIANG B,LI Y,LIANG P,et al. Nucleolin enhances the proliferation

and migration of heat-denatured human dermal fibroblasts[J]. Wound Repair Regen,2015,23(6):807-818.

[39] LIANG P,JIANG B,LV C,et al. The expression and proangiogenic effect of nucleolin during the recovery of heat-denatured HUVECs [J]. Biochim Biophys Acta,2013,1830(10):4500-4512.

[40] LIANG P,LV C,JIANG B,et al. MicroRNA profiling in denatured dermis of deep burn patients[J]. Burns,2012,38(4):534-540.

[41] ZHOU S,ZHANG P,LIANG P,et al. The expression of miR-125b regulates angiogenesis during the recovery of heat-denatured HUVECs[J]. Burns,2015,41(4):803-811.

[42] ZHANG X,YANG J,ZHAO J,et al. MicroRNA-23b Inhibits the Proliferation and Migration of Heat-Denatured Fibroblasts by Targeting Smad3[J]. PLoS One,2015,10(7):e0131867.

[43] ZHOU J,ZHANG X,LIANG P,et al. Protective role of microRNA-29a in denatured dermis and skin fibroblast cells after thermal injury[J]. Biol Open,2016,5(3):211-219.

[44] 杨兴华,黄晓元,雷少榕,等.保留变性真皮并移植大张自体皮修复手部深度烧伤的远期疗效观察[J].中华烧伤杂志,2005,21(1):27-29.

[45] 韩军涛,谢松涛,陶克,等.自体瘢痕复合皮修复大面积深度烧伤后期畸形12例[J].中华烧伤杂志,2014,30(5):457-458.

[46] PHAM C,GREENWOOD J,CLELAND H,et al. Bioengineered skin substitutes for the management of burns:a systematic review [J]. Burns,2007,33(8):946-957.

[47] HANSEN S L,VOIGT D W,WIEBELHAUS P,et al. Using skin replacement products to treat burns and wounds[J]. Adv Skin Wound Care,2001,14(1):37-44;quiz 45-36.

[48] JANSEN L A,DE CAIGNY P,GUAY N A,et al. The evidence base for the acellular dermal matrix AlloDerm:a systematic review [J]. Ann Plast Surg,2013,70(5):587-594.